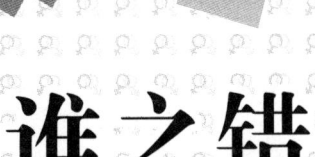

谁之错

——一位性病科医生的手记

彭永年 编 著

中国海洋大学出版社
·青岛·

图书在版编目(CIP)数据

谁之错：一位性病科医生的手记/彭永年编著．—
青岛：中国海洋大学出版社，2014.6
　ISBN 978-7-5670-0631-7

　Ⅰ．①谁… Ⅱ．①彭… Ⅲ．①性知识－普及读物
Ⅳ．① R167-49

中国版本图书馆 CIP 数据核字(2014)第 102464 号

出版发行	中国海洋大学出版社
社　　址	青岛市香港东路 23 号　　　邮政编码 266071
出版人	杨立敏
网　　址	http://www.ouc-press.com
电子信箱	whs0532@126.com
订购电话	0532-82032573（传真）
责任编辑	诗　怡　　　　　　　　　电　话 0532-85901040
插　　图	李玉玲
印　　制	日照日报印务中心
版　　次	2014 年 7 月第 1 版
印　　次	2014 年 7 月第 1 次印刷
成品尺寸	144 mm × 215 mm
印　　张	7.125
字　　数	186 千
定　　价	38.00 元

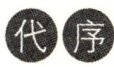

生物学家如是说,"生儿育女是生物学现象"

  在大学四年级的时候,有一次到精神病医院去见习,老师是精神病医院的主治医师,很有经验。他给我们选择了一个患有强迫症的病例,让我们自己询问病史,与病人进行交流。当时我们这个学组共有10个见习医生,有男生也有女生,都是20岁出头的年轻人。我们把椅子摆成弧形而坐,对面的一把椅子留给病人。我们不断地提问,病人解释或回答,就像是一次集体访谈,十分有意思,至今记忆犹新。

  病人是一位名牌大学的生物学讲师,40多岁。他有多本专著和译著出版,学术上造诣颇深。在20世纪60年代的中国,具备这样资历的讲师比现在的教授还要少,其水平在专业领域的"塔尖"上。所以说,他是名副其实的知识分子。学校也是把他当作高级知识分子聘用的,因而他带有多名研究生和非名牌大学选派来的进修生。当时,除了精神病学的医师之外,没有人会说他是病人。因为无论是外表形象还是言谈举止,他给人的印象都是标准的大学老师,况且他在精神病医院住院期间还在翻译专业著作。

谁之错
—— 一位性病科医生的手记

那么,他怎么住进了精神病医院呢?让我们看看发生在他身上的故事。

他结婚近20年,有5个孩子。当然,他结婚时的那个年代,绝大多数的婚姻都由父母包办,他也不例外。

问题发生在他和他的学生,自然是女学生,对彼此感情定位认知的错误上。他把他的学生对老师的感情误认为是对他的爱情,而且是那么"执着",那么深信不疑,以至于任何解释都无济于事。这位女学生二十五六岁,是从北方某省城的一所大学派来的进修生,未婚。她来进修时曾带着当地的土特产作为礼物送给老师。在进修期间,师生间关系比较亲密,学生曾经到老师家去做客,也会带点礼物。不过,女学生自认为绝没有超出对老师的感情范围,但是老师却把这种交往当作爱情了。学习结束了,女学生要离开老师回到她原来工作的单位。离别前,老师买点礼物送给学生也是人之常情,但是这礼物却别有用意,他买了一些小孩穿的衣服送给学生。而这个女学生居然接受了,以至于给老师传递了一个错误的信息。老师坚信学生是爱上他了,要不,她怎么会接受这样的礼物呢?按照老师的解读,这明明是给他们俩结婚后所生的小孩穿的!

老师对学生的感情发生了错位,而且执着得过了头。他不停地给她写信,表达爱慕之情,而且把以后结婚、生子的事情都规划好了。女学生则申明,她已经有男朋友,而且很快就要结婚了,但是始终无效。这个女学生是一个共产党员,在万般无奈的情况下只得向党组织做了汇报。

身为生物学学者的老师竟然沉不住气了,只身乘火车北

代序 生物学家如是说,"生儿育女是生物学现象"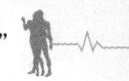

上去找学生。在人们行事不越"雷池"半步的年代,他的这个举动在大家看来无疑是不寻常的。

老师远道而来,学生还得热情接待。学生和她的未婚夫一起接待了他,并带他参观了他们准备结婚的新房。学生所在的学校领导也出面介绍了他的学生的情况,证明他的学生和未婚夫已恋爱多年,学校已给房子批准他们结婚。但是,所有这一切,都没能说服这位"痴情"的老师,他仍然纠缠不休。他们只好通知老师的单位,于是,老师的学校派人把他接了回去。老师回家后精神显然已经不太正常,因为他竟把农药"六六六粉"撒到邻居家的米饭里。于是,他被送进了精神病医院。

我们通过与他交流了解了以上情况。他除了承认撒"六六六粉"的事情是一时糊涂之外,其余一些事情,他认为都没有错误。

这时,有同学问他:"你是有妻儿的人,怎么会去想再结婚的事呢?"提这样的问题,当然说明我的同学涉世不深。

他答:"我和妻子结婚是父母包办的婚姻,按照我国《婚姻法》,我们可以离婚。"

问:"你们夫妻已共同生活这么多年,难道还非得离婚吗?"

答:"我们从来没有感情,离婚是应该的。"

问:"既然你们没有感情,怎么会有这么多儿女呢?"

他付之一笑答道:"生儿育女只不过是一种生物学现象,我们也不例外。"

当时的我们,一批尚未恋爱、结婚的青年,虽然是医学生,听到这样的回答也不禁哑然。但是,看得出来,他的回答是认真的,而且还带有一些嘲笑我们无知的味道。

是啊,人是从动物进化来的,繁衍后代是动物的本能,人只不过是动物的一个物种。从这个意义上来说,人的生物学属性与动物并没有本质的区别,生儿育女、繁衍后代当然也是人的生物学本能。然而,爱情和性的目的,毕竟并非生育所能囊括的呀!

经过了50年的变迁,这位原先精神病强迫症的患者现在的情况已不得而知。但是作为生物学者来说,他应该明白当今的人类与动物之间根本的区别在于,人类具有社会学的属性,这决定了每个个体归属他所属群体的文化,其思想行为都要受到社会、文化、法律的规范和约束。社会生活的方方面面如政治、经济、文化、教育、道德、法律都直接或间接地影响着社会性活动的秩序。

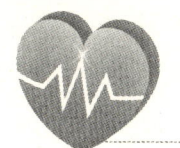

前 言
Preface

  10多年前,有机会在北京郊区一家医院参与皮肤性病科工作近4年,接触了较多的性病患者。因为医院所处位置的关系,患者有京城和京郊的,但更多的是外地的,包括被称为"打工仔"和"打工妹"的、在校学生甚至来京参加会议者。他们的生活状况、经济条件、文化层次、社会角色等背景不甚相同,他们之所以染上性病有着复杂的原因。这让我产生了积累一些第一手资料,写点有关性病防治科普读物的念头,并尝试探讨性病流行的原因,将书名定为《谁之错》。由于当时所处的境遇——虽然有"主任医师""大学教授、硕士研究生导师"的头衔,但每月只有800元"企业职工退休金"的收入,所以首先要解决的是个人生存问题,忙于发挥"余热"与"打工仔"一样地去打工赚钱,这些资料当时也就未能整理成文。如今,我的身份已经从"铁路退休职工"恢复为专业技术干部,生存状况得到了很大的改善,空闲的时间多了,才又把10年前积累的东西重新翻了出来。

  现在与过去相比,社会上对性病的认识有了很大的转变,尤其是对艾滋病的认识。10年前,人们几乎是"谈艾色变",现在艾滋病的有关知识已经得到普及,我们国家领导人也常常出现在防治艾滋病活动的现场,社会上也出现了众多帮助

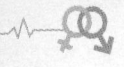

艾滋病的志愿者,但是性病还在流行。据近年"艾滋病日"的宣传资料统计,"性接触"已经成为艾滋病传播的主要方式。2010年5月,卫生部发布消息说,当月全国报告的梅毒新发病例超过32 000例,已经成为严重的社会公共卫生问题。这说明,防治性病的科普宣传仍然有着现实意义。于是,我又想着要完成当年未曾完成的夙愿。

性病在世界上流行了1 000多年。新中国成立之前,娼妓盛行,性病患者众多,而且因为医疗技术落后,有效药物匮乏,性病患者得不到有效的治疗,对社会危害极大。20世纪60年代,我刚参加工作时,就接诊并治疗过许多旧社会遗留下来的晚期梅毒病人,如梅毒性心脏病、梅毒性角膜实质炎等。新中国成立后,政府部门采取强制取缔娼妓等一系列干预措施,加之以胡传揆教授为首的老一代皮肤性病科工作者的努力,性病在我国曾一度绝迹。1964年胡传揆教授代表国家向世界宣布:在中国基本消灭了性病。

随着经济社会的发展,"窗户"打开了,"苍蝇"也从窗户中飞进来了。自20世纪80年代初期开始,性病又陆续在各地传播开来。由沿海到内地,由城市到乡村,传播范围越来越广,发病率越来越高。虽然政府采取了"严打、扫黄"等措施,卫生部门大力进行监控和防治,但最终还是没有控制住性病的传播和蔓延。特别是在20世纪80年代全球发现了艾滋病,它迅速蔓延并吞噬了许多人的生命。由卫生部门发布的消息称,20世纪90年代艾滋病在我国也进入了高速增长期,它严重地危害人民的健康,成为我国刻不容缓的重点预防疾病。医疗实践证明,性行为已成为艾滋病传播的主要途径,同时艾滋病成为最危险的性传播疾病。所以，防治性传播疾病在当前仍显得十分重要。

多年的实践业已证明，光靠政府部门的"严打"和卫生部门的积极防治尚不足以扼制包括艾滋病在内的性病的流行和传播。对于这一点，现在社会各界基本上形成了共识。对此，性病科医生也深有体会。性病的流行造成社会多层面的问题，控制性病的流行、防止艾滋病的传播，需要社会部门、各界人士的参与和共同努力。为此，笔者将10年前在性病门诊工作中所遇到的一些病例写成文字，汇编成册，提供大家思考，以唤起有识之士都来分析性病发生和流行的原因，重视并积极参与到预防性病、艾滋病流行的工作中来。

本书中所举的病例都确有其事。但是，医生有为病人保守隐私的义务，本书中出现的病人的姓氏或名字都是虚构的，以他们的情况作为社会上存在的、有代表性的现象提出来，以供大家思考。希望有类似情况的人不要对号入座，并请我的病人予以理解。

原来，本书的主要内容有性病诊室里的故事和常见性病的科普知识。但是，近年来新闻界披露了许多与"性"有关的、耐人寻味的社会问题。例如，2010年3月23日的某都市报，报道了如下内容。"我不想17岁了还是处女，这很被看不起！"女孩雇人"破处"上传视频。日前，网络再爆不雅视频事件，一位自称"90后"，名叫冯仰妍的女孩花钱找人与自己发生性关系，并将自己的初夜过程记录下来，上传在国内某知名网站，被网友称为"破处门"。做这么荒唐的事的原因竟是她所在的某高中崇尚"非主流"，而"同学们都认为处女没有

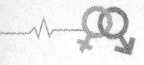

资格当非主流"。

　　该报配发的"新闻述评"称,为什么在青少年当中"性罪错"发案率如此之高,受访的教育界人士和心理学专家均认为原因是多方面的,其中与我国性教育的缺位和匮乏不无关系。有专家说,改革开放30年来,我国在性教育方面仍是步履蹒跚,仍是一个大空白。事实证明,对青少年开展青春期性教育已迫在眉睫。

　　为适应情况的变化,本书增加了人类性别的由来以及性与生命、婚姻、家庭和幸福等方面的内容,所以现在本书除了涉及医学领域的内容外还涉及有关"性科学"的内容。

　　现在我已经70多岁了,并且近期还出现过一次脑出血,幸亏出血量较少(9.6毫升),又得到了及时、正确和有效的治疗,才得以完全康复。既然对这些社会敏感的问题有着自己的观点和看法,为何不把它表达出来?此时不写,更待何时?本人写这本书的动机仅此而已。

　　与"性"有关的话题,向来都是极其敏感的,而且观点各异,仁者见仁,智者见智。读者如果对本书中某些观点认同,认为是有益的,本人表示感谢;读者如果认为本书毫无意义,本人对浪费了您的宝贵时间表示歉意;如果认为观点是错误的,欢迎批评,但是本人谢绝辩论。

彭永年

2013年11月于青岛

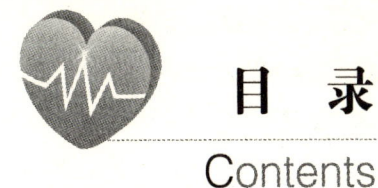

目 录

第一篇 性病诊室里的故事

1. 性病和性病科的发展简史　　1
2. 情侣的困惑　　5
3. 性爱可以用来报恩吗　　10
4. 不可思议的事实　　13
5. 有关淋病的医学常识　　15
6. 卡车司机的自白　　19
7. 扭曲的青春　　21
8. 人生百态　　23
9. 恐怖的怪异　　26
10. "有权不用,过期作废"　　27
11. 未婚就可以性乱吗　　29
12. 真相是什么　　31
13. 梅毒延误治疗的后果　　33
14. 婚外恋不分层次　　36
15. 挡不住的诱惑　　39
16. 有关尖锐湿疣的医学常识　　41

17. 双学士误入歧途 43
18. 愚昧的嫖客 45
19. 贞操不再宝贵了吗 47
20. 大学校园中的未婚同居现象 50
21. 自我放纵的后果 51
22. 有关阴虱病的医学常识 54
23. 大学校园内的性问题 54
24. 值得深思的问题少年 56
25. 教训 58
26. "父母忙"是借口吗 60
27. 叛逆的姑娘 62
28. 青春期阶段的性问题 65
29. "花"老头 67
30. 七旬老妪的哭诉 70
31. 老菜农的恐惧 72
32. 征婚的陷阱 74
33. 寂寞的老年人 78
34. 老年期的性问题 80
35. 性病引起的心理问题 82
36. 不合逻辑的逻辑 84
37. 早婚丈夫和重婚丈夫 85
38. 我国《刑法》中与"性"有关的犯罪名称 87
39. 包养"二奶"是否就不会得性病 88
40. 单身汉"快乐"吗 90
41. 旧情复燃 93

42. 您认为现在还有对妻子忠诚的人吗　　96
43. 深受刺激的患者家属　　98
44. 成年期的性问题　　101
45. 妻子的责任　　103
46. 说什么好呢　　106
47. "酒喝多了"是托词还是台词　　109
48. 荒唐的出轨　　111
49. 男人不相信眼泪　　114
50. 有关性病疑病症的医学常识　　130
51. HIV 感染与艾滋病　　131
52. 性病的预防　　134

第二篇　对性的功能和价值认识的回归

1. 性是动物的本能　　138
2. 人类个体的生命是父母给的　　139
3. 生命与人生的区别　　141
4. 人类对"性"的追求有更高的层次　　144
5. "性"是婚姻的生理学基础　　145
6. 婚姻是家庭的基础　　146
7. 一夫一妻制与一夫多妻现象　　147
8. 婚姻生命力——夫妻相互忠诚　　149
9. 生物学家和心理学家关于"人性"的说法　　152
10. 科学家心目中"性"的价值　　154
11. 生殖医学的是与非　　156

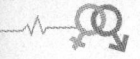

12. "性"价值	160
13. 爱情无价,婚姻有值	161
14. "大男""剩女"产生原因种种	163
15. 性与文学和艺术作品	170
16. 教育体系对社会性活动秩序的影响	174
17. 性与幸福	179
18. 性与犯罪	186
19. 性的愉悦功能不能无限制地放大	188
20. 对性功能价值认识的回归	197
病房中论幸福(后记)	202
主要参考书目	206

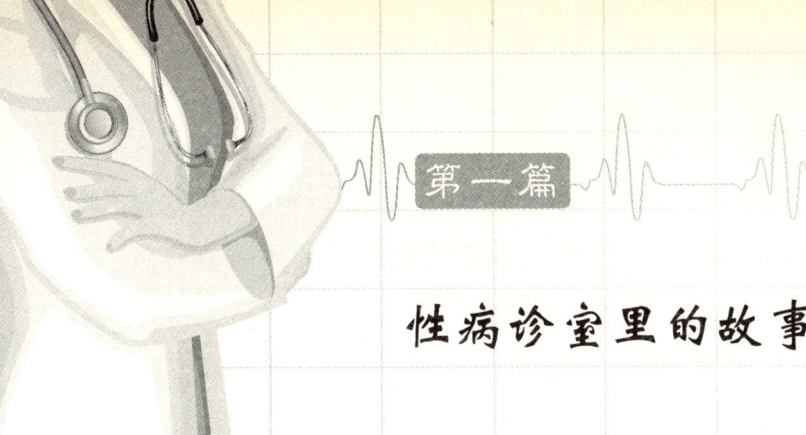

第一篇

性病诊室里的故事

1. 性病和性病科的发展简史

性病,如果从字面来解释,应该理解为包括所有与"性"有关的疾病,至少要包括与生殖有关的器质性疾病、性行为功能性疾病以及通过性行为传染的性传播性疾病,但是现在人们通常所指的性病,是专指通过性行为而传播的一组传染病。本文所指的性病以及为性病患者设立的性病科也是专指这个范畴。

这组疾病从历史上来说,有的是很古老的疾病,如淋病。《圣经》及古希腊希波格拉底对淋病的描述与近代所见的淋病的临床症状十分相似,可见在那个时代就有淋病流行。我国中医学对淋病也早有记载,公元前2世纪的《黄帝内经·素问》、公元7世纪隋代巢元方所著的《诸病源候论》均描述过淋病。

谁之错
——一位性病科医生的手记

过去,性病主要指梅毒、淋病、软下疳、性病性淋巴肉芽肿及腹股沟肉芽肿,这些疾病又被称为经典性病。随着医学科学的发展和社会行为的改变,国际上对性病的概念赋予了新的含义。1975年,世界卫生组织又重新将性病定义为:凡是由于性行为或类似性行为传播的疾病统称为性传播疾病,除经典性病外,还包括生殖器疱疹、尖锐湿疣、非淋球菌性尿道炎、传染性软疣、阴道滴虫病、生殖器念珠菌病、阴虱病、疥疮等20多种疾病。艾滋病则是1980年之后加入性病行列的新成员。

我国现阶段将梅毒、淋病、非淋球菌性尿道(阴道)炎、尖锐湿疣、生殖器疱疹、软下疳、性病性淋巴肉芽肿和艾滋病等8种性病列为重点防治的性病。其中,梅毒、淋病、艾滋病三种性病被列为法定乙类传染病。艾滋病虽列为乙类传染病,但按照甲类传染病管理。

对疾病进行分类和分科就诊是时代的进步。古代的医生没有明确的分工,性病也就没有分科诊治。随着医学科学的发展,性病有了它的归属。

新中国成立前性病归属于皮肤科。这是因为大部分性病的临床表现都以皮肤的症状为主,尤其是梅毒病疹复杂多变,与很多皮肤病的病变非常相似,不是从事皮肤科专业的医生常常难以分辨。

性病,在当时被称为"花柳病",意思是这类疾病是由于"寻花问柳"(指到妓院嫖娼)而得的疾病,皮肤科则称为"皮肤花柳科",简称为"皮花科"。

自新中国成立以来,社会发生了根本的变革,大力提倡革命精神和信念,崇尚道德和情操的社会制度替代了腐朽没落的社会制度。在意识形态中,人们绝对容不得妓院和卖淫嫖娼这样丑陋的现象和行为,于是在一夜间关闭了所有的妓院,将所有的妓女都改造成自食其力的劳动者,所有的皮肤科工作者都响应党和人民政府的号召,深入到消灭性病的一线中去。从此,在我国性病急剧减少,直到1964年,终于创造了人类社会的奇迹——我国著名皮肤病学者、北京医学院胡传揆院长向全世界宣布,我国基本消灭了性病。"皮花科"这一名称从此成为历史,全国所有的医院都只有皮肤科的设置。

虽然取消了"皮花科"的名称,但是皮肤科一直承担着治疗性病的任务。即使在1964年基本消灭性病的时候,其他各临床科室若发现了晚期梅毒,如眼科发现先天性梅毒——角膜实质炎,内科发现心血管梅毒等,也仍然会请皮肤科医生会诊,以协助进行"驱梅治疗"。

20世纪70年代末改革开放以后,国家进步了,社会经济发展了,但是既然开了"窗户",就难免"苍蝇"也会飞进来。已经基本消灭了的性病死灰复燃,卷土重来,首先由南方开放城市传向北方城市,又从城市向农村扩展开

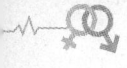

来,患者不断增多,医院中的"皮肤科"牌子渐渐地被"皮肤性病科"所取代。不过,这种名称的取代在初期确实是"渐渐"进行的,人们对皮肤科加上"性病"两字经历了观念改变的阵痛。有的皮肤科医生认为这样的名称"不雅";有的皮肤病患者,走进挂着"皮肤性病科"的诊室去看病感到"难为情";医院领导说挂上这样的牌子会影响"医院的形象";地方官员认为此举会损害城市的"声誉"。

然而到了20世纪90年代中期,这种观念被彻底地改变了。医院经营模式由公益性转变为市场化,变成以盈利为目的,而性病治疗成本最低、获利最丰,是医生或医疗机构获取利润最大化的重要途径之一。于是,医院从业人员不再羞羞答答,不但皮肤科争相挂上性病的牌子,不少医院或科室都争着把性病治疗列入经营范围,各种新闻媒体上有关治疗性病的广告随时随处可见,甚至街头巷尾、电线杆上、厕所里面都张贴着治疗性病的小广告,目的只有一个:争抢性病患者,挣钱!与此同时,得了性病的患者也感到无所适从,我们究竟应当到哪里去看病?

笔者认为,得了性病或怀疑自己得了性病的人,到就近正规医院的皮肤性病科,去找经过正规训练、取得治疗性病资质的医生治疗是比较合适的。当然,有些性病需要其他专业医生来处理,如细菌性阴道病、念珠菌性阴道炎、

第一篇 性病诊室里的故事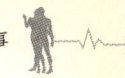

女性阴道甚至子宫颈部位的疱疹或尖锐湿疣则由妇科医生处理更恰当。至于艾滋病,它虽然属于性病的一种,但因它是按照甲类法定传染病管理的,所以必须按照法规转到卫生行政部门依法指定的定点医院去诊断和治疗。

2. 情侣的困惑

张先生今年22岁,高中毕业,能歌善舞,1米75左右的个子,眉清目秀,长得一表人才。他从农村进城后在某歌厅找到了一份为顾客唱歌的工作。李小姐今年20岁,初中毕业,姿色不错,进城务工在这家歌厅工作,负责邀请顾客点歌。两人工作配合默契,顾客点的歌越多,歌手唱的也就越多,两人的收入也就跟着增多。渐渐地,两人产生了感情。一个是高大帅,一个是丽质佳,又都远离父母,犹如脱了缰绳的野马,无拘无束。青年男女,朝夕相处,发生"那种事"也就在所难免了。

不幸的是,歌手自从与情人有了性交往之后,没过几天,小便时就感到疼痛。不久,尿道口又有黏黏糊糊的脓液流出来。于是他来到医院看病,到了我的诊室,与我有了下面的对话。

医生:你哪里不舒服?
歌手:小便时疼痛。

谁之错
——一位性病科医生的手记

医生：有东西流出来，把内裤弄脏了吗？

歌手：是。

医生：得病几天了？

歌手：前天晚上才有感觉的。

医生：你今年多大了？

歌手：22岁。

医生：结婚了吗？

歌手：没有。

医生：（医生给患者进行了检查，见患者龟头红肿，尿道口有脓性分泌物，便很严肃地询问道）那你有过性生活，是吗？

歌手：（不好意思，无奈地回答）是。

医生：女方是谁？

歌手：（显然他很紧张，一五一十向医生详细地诉说了他的恋情故事，并急切地询问）医生，我得的是什么病？严重吗？怎么引起的？

医生：你得了尿道炎，是性病中的一种。至于是哪一种尿道炎，是什么菌引起的，那就要进行化验了。

歌手同意做化验。于是我按操作规程，从患者尿道口提取少量脓液，放在玻璃片上涂成薄薄的一层，经过固定、染色、晾干等步骤，一张标准的、可以示教的涂片做成了。

第一篇　性病诊室里的故事

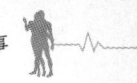

医生:现在我们可以将用你的脓汁做成的涂片在放大1 000倍的显微镜下进行观察(医生将涂片置于显微镜的油镜镜头下,调好焦距,涂片上的内容清晰可见)。

你看,镜下那些圆形的、大小一致、排列均匀的东西叫作白细胞。它是人体自己的东西,起着卫士的作用。其中有几个白细胞中分布着一些个头很小、形状像肾,而且凹面对凹面成双成对排列的小东西,那就是淋病双球菌,就是它们在作祟。现在可以肯定了,你得的病叫作急性淋球菌性尿道炎,也就是通常所讲的淋病。你看清楚了吗?

歌手:看见了。原来是这样! 那么,这些淋球菌是从哪里来的呢?

医生:根据你所讲的情况,应该说是你的女友传染给你的。

歌手:她是不是知道自己有病,成心要害我?

医生:女性得了淋病后可以没有症状,仅仅白带多一点而已,所以她很可能自己并不知道已经得了病。你们不是很有感情吗? 她可能是真心爱你的,不会成心害你。

歌手:哦,那么这种病好治吗? 严重吗?

医生:像你一样及时来正规医院就诊,在疾病初期就得到明确诊断,进行正规治疗,这种疾病经治疗是容易痊愈的,也不会留下后遗症。如果不及时或没有进行正规治疗,疾病进一步发展或变成慢性的,那就不一样了。男性病人可以发展成为尿道炎、前列腺炎、附睾炎、睾丸炎等并发症，治疗起来就比较困难，而且可能会影响生育。慢性尿道炎久而久之会形成疤痕、尿道狭窄、小便不畅，那是很痛苦的。

淋病对于女性而言，具有更大的危害。由于没有明显症状，常常被忽略而不能得到及时治疗。如果病情进一步发展，就可能引起子宫内膜炎、输卵管炎，从而影响生育。有的还会发生腹腔脓肿，那就更严重了。怀孕的妇女如果阴道内有淋球菌，新生儿通过产道时眼睛容易感染，若未能得到有效的预防和治疗，眼睛可能会失明。

这样看来，治疗这种病的关键是能够及时得到正确诊断，进行正规治疗。所以，你应该让你的女友赶快来医院检查治疗。

歌手和他的女友都进行了正规治疗，并都已经痊愈。

性病，这种在我国曾经一度消失了的疾病，现在却死灰复燃。记得20世纪80年代初期性病刚刚袭来时，在社会上还是很神秘的。医生发现了性病要严格保密，发病人数内部控制，不准向外泄露，以保护个人隐私。但是，性病还是迅速地从南方到北方、从沿海到内地、从城市到农村传播开来。性病为什么会迅速传播，是谁的错？这是值得大家来思考的。

性欲和性行为是人类的本性之一，性和性事不应该

第一篇　性病诊室里的故事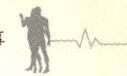

被看成是一件神秘的事情。性行为的功能除了生育后代之外，还有生理和心理得到满足的需要，是婚姻和建立家庭的生理基础，是给人们带来幸福的源泉。社会上的每一个人都应该懂得，性行为是有一定社会后果的，而不仅仅是个人欲望的满足，任何性行为都必须为它所造成的社会后果负责。人类不能过于压抑自己的性欲望，也不能无限制地、过分地追求自己性欲望的满足。性禁锢和性放纵都对个体的健康不利。

　　从歌手张先生得淋病来看，按照传统的观念或从法律的角度来分析，他是有错的。他与李小姐毕竟没有登记结婚，不是合法夫妻，不应该有性生活。但是，真正建立在爱情基础上的婚前性生活，大概古今中外都会发生，而且社会上的大多数人都会持宽容态度。李小姐过去可能有错，但是她与张先生发生的关系毕竟是恋人间发生的关系，也不能算是大错。在我看来，张先生得淋病，最大的罪魁祸首是淋球菌。要是没有它，张先生与李小姐原本是没事的。但是淋球菌怎么会从张三传给李四、从李四传给王五呢？一般来说，这是通过性接触传播的，是完全可以预防的。有人说，如果严格地执行一夫一妻并且从一而终，那么世界上也许就不存在性病了。不过，现实情况并不是这样的。要遏制性病的传播，不能仅限于指责和歧视性病患者，还应该分析性病传播各个层次的原因，采取综合的防治措施，这样才有可能达到堵截性病传播的目的。

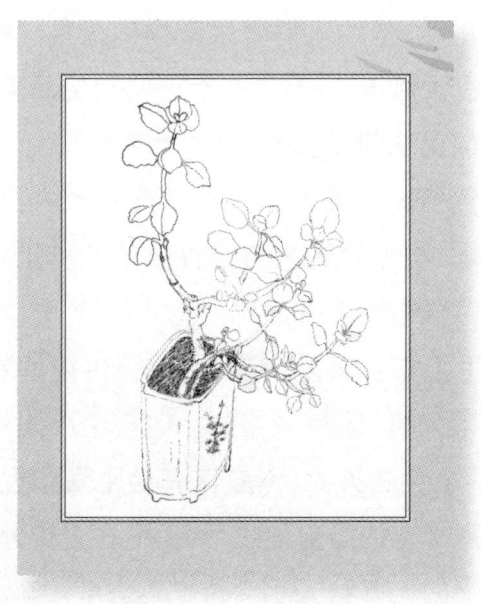

3. 性爱可以用来报恩吗

王女士今年34岁，初中毕业，在城市郊区务农。丈夫也是一个农民，诚实善良，除了干农活外，还常去城市干点临时工。一天，王女士满脸愁容到了我的诊室，要求检查是否得了淋病。

我观察面前的这位女士：中等个子，五官端正，虽然相貌俊秀，但看上去朴实，面部没有化妆。

"你为什么怀疑自己得了淋病呢？"我不解地问道。

第一篇　性病诊室里的故事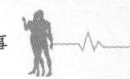

"我丈夫在你们医院检查出淋病了。"她无奈地答道。

"哦!"我明白了,心想必定是她丈夫"干坏事"得了淋病,传染给她了,不免产生了几分同情心。于是我便再问:"你丈夫是干什么工作的?"

"他也是农民,很老实、很规矩的,是我害了他。"听了她的这番回答,让我感到诧异,刚刚生出的几分同情心随之消失了。于是就反问她:"那是你'不规矩'了?"

"是的。"农妇满含眼泪地回答道。"我上当了,都怪我不好。我们已经有一个男孩、一个女孩,日子挺不错的。我怕离婚。"显然她有一些难言之处,似乎有一肚子的委屈。

上当了?这是怎么回事?于是我决定与她详细地谈谈。她向我叙述了一段让人听了既同情又憎恨的故事。

那是一个寒冷的冬天,天气阴沉。丈夫外出,子女在学校上学,只有农妇一人在家。由于取暖的炉子排烟不畅,她被烟熏得头昏脑涨,恶心想吐,好不难受。当她开门要出去的时候,正巧有一男子出现在她的面前。那男子见她脸色难看,知道她病了。于是他便迎了上去,扶着她问长问短。他断定她是煤气中毒了。他把她家的门窗打开,让室内通风,又收拾好炉子和烟囱,然后安抚她说没事了。果然,不舒服的感觉渐渐消失了。她佩服他有学识,感谢他的热情帮助。此后,这个男子常来看她,问她有没有事需要帮助。终于有一天,他向她提出了性的要求,她答应了。

"那男子是干什么的?"我问道。

"他也在我们村住。"她继续说,"听说他在外面搞建筑,平常也听说过他好色,没有想到他还有这种病。"

我让一位医生为她做了检查,并做了涂片和淋球菌培养,确诊这位农妇患有淋病。

我告诉农妇,她确实患上了淋病,需要彻底治疗。农妇流着眼泪反复地说"我怕离婚"并哀求我说:"医生,你能不能帮帮我,给我保密,不要说是我传染给他的,要不,那就只有离婚一条路了。"

我还有什么可说的呢?为患者保密是医生的职责。至于怎样向她的丈夫解释,为了维护家庭的稳定,只好由我来编一些瞎话说服她的丈夫。我告诉他,你妻子的淋病是你传染的,因为是你先查出的淋病。至于你是如何传染上的呢?这很难说,也可能是你在外面洗个澡传染上的,因为淋病也可以通过污染物传染。不信,我可以翻书给你看,因为书本上确实是这样写的。当然,我要忠告这位农妇,不应该用这种方式去报恩还情,性生活混乱是很危险的。

对性行为所造成的社会后果,要有充分的心理准备,

第一篇 性病诊室里的故事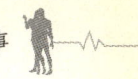

在不能担负社会责任时,对性行为要采取谨慎克制的态度。个人的性行为要在符合法律和社会道德的范围内,违反这些道德和法律会对个体的发展不利。健康的性行为必须以正确的性卫生为基础,要有意识地防止性疾病的感染和扩散。

4. 不可思议的事实

这是一个周日的上午,我并不当班,但照例在专家诊室中看书或整理一些资料。门诊值班的青年医生开门进来,让我帮着看个病人。这是我到京郊医院上班时常有的事情。

患者是一名1周岁多一点的小男孩,长得虎头虎脑,很是逗人喜爱。小孩右侧腋窝皮肤有一片糜烂面覆盖着污浊的脓苔,周边则见有成群的、粟粒大的小脓疱。脓疱越靠近腋窝越密集,并散布到右侧前胸壁。追问病史,小孩发病才3天。会是什么病呢?我思考了一下,诊断为"传染性湿疹样皮炎"比较恰当。青年医生也表示赞同。按照一般的程序,疾病的诊断已经做出,青年医生只要按照诊断开出处方进行治疗就可以了。

然而,这位青年医生是刚从某名牌医科大学7年制毕业的硕士,聪明,好学,严谨。我呢,也是一个喜欢追根究底的人。我们两人一商量,并征得患儿父母的同意,利用科室现有的设备,按照严格的操作规程,使用做细菌培养取材用的器具,取出患儿脓疱中的脓汁,薄薄地涂在玻璃片上,按照标准的染色步骤制成了一张标准的观察致病细菌的涂片,然后用放大1 000倍的显微镜观察。我们原来的想法只是为了观察常见的诸如葡萄球菌或链球菌之类的化脓菌,但当青年医生调整好显微镜的焦距后一看,不禁"啊"地惊叫一声:"老师,您看!"我忙过去观看,只见显微镜下的图像如此清晰,在均匀、密集的白细胞中,有不少的白细胞内存在着"革兰氏阴性"的肾形双球菌。"真没想到是淋球菌感染造成的!"我和青年医生都非常诧异,因为这个病例即使在书本中也难以查到!

接下来应该搞清楚的是,患儿的淋球菌是从哪里传染来的?当然,最先应该考虑的是患儿的父母,他们是否患有淋病或是淋球菌的携带者。因为患儿父母,尤其是母亲把淋病传染给婴幼儿的情况教科书中是有记载的。于是我们把化验的结果告诉了患儿的父母,询问他们是否有患淋病的可能。在询问的过程中,我们了解到,患儿的父亲是驻本地军营的现役军人,患儿随母亲来军营探亲,小住一个多月,今天是在回乡的路途中经过医院所在地顺便来就诊的。患儿的父母均没有患淋病的迹象。那

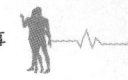

么,这淋球菌究竟是从哪里来的呢?经了解,患儿随母亲来部队探亲住的是临时宿舍。左邻右舍常过来抱孩子玩,逗他乐。但我们分析,这些都不足以引发淋球菌的传播。最后我们了解到,临时宿舍的居室中没有洗澡设施,平时洗澡都到公共浴室。一周前,患儿母亲曾与邻居阿姨一起带患儿去公共浴室沐浴,而且还用过那个阿姨的浴巾。我们根据淋球菌的习性,并通过对淋病潜伏期的推算,认为患儿皮肤的淋球菌感染极有可能是这次共用浴巾而发生的。

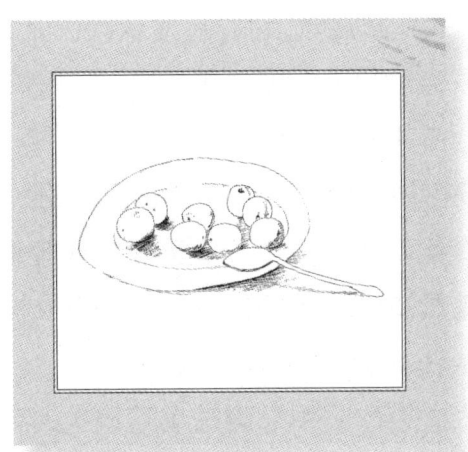

5. 有关淋病的医学常识

淋病是一种非常古老的疾病。西方的《圣经》及古希腊的希波克拉底对淋病的描述与近代所见的淋病的临床症状十分相似,可见性病在那个时代就已出现。我国对淋病也早有记载,《黄帝内经·素问》及7世纪隋朝巢元方所著的《诸病源候论》中都描述过此病。

淋病的病原体是淋病双球菌。淋病的传播途径有两种:其一是直接传染,成人淋病几乎全部通过性接触直接传染;其二是间接传染,偶尔可以通过污染了淋球菌的物品,如衣服、毛巾、浴盆等传染,尤其是儿童常通过这种途径被传染。患淋病的产妇,其新生儿可以通过产道的分泌物传染。

男子淋病以尿道炎为常见,潜伏期通常为1～5天,初起时前尿道部分有轻度的灼热感,伴有尿频、尿急、尿痛。尿道分泌物开始时量较少且稀薄,多数患者在发病24小时内尿道分泌物由黏液性或黏液脓性转变为脓性且量多。约有25%的患者尿道分泌物稀薄量少,类似于非淋球菌性尿道炎。尿道炎若反复发作或转变为慢性,到后期可以形成尿道狭窄,出现排尿困难。

如果尿道炎继续发展,淋球菌可以进入后尿道,进而侵犯附睾、前列腺、精囊,形成附睾炎、前列腺炎、精囊炎等,被称之为有并发症的淋球菌感染。

女性淋病,子宫颈等生殖道是淋球菌感染的原发部位。淋球菌性宫颈炎通常发生于感染后的10天内。主要症状有阴道分泌物增多或异常,表现为大量脓性白带。

患者常同时发生淋球菌性尿道炎,可出现尿频、尿急、尿痛和排尿困难,但由于女性的尿道比较短,这些症状往往因轻微而被忽略。

淋球菌性宫颈炎治疗不及时或治疗不当,淋球菌上行感染可导致淋球菌性子宫内膜炎、急性输卵管炎、输卵管卵巢脓肿、盆腔脓肿和腹膜炎等;输卵管炎若反复发作可导致输卵管狭窄或闭塞,引起宫外孕或不育症。

淋球菌感染除了可引起男女尿道和生殖道的病变外,还会导致以下几种病变。

(1)淋球菌性眼炎。成人淋球菌性眼炎很罕见,常因患有泌尿生殖道淋球菌感染的患者用被淋球菌污染手去揉眼睛等动作,将淋球菌带到眼部引起感染。新生儿淋球菌性眼结膜炎,主要是在母亲分娩时经患淋病母亲的产道被分泌物污染而感染,潜伏期为2~3天。

患者临床表现为眼结膜充血、水肿,有大量脓性分泌物;若治疗不及时,角膜被感染,可出现角膜炎、角膜溃疡,甚至角膜穿孔,导致失明。

(2)淋球菌性咽炎。淋球菌性咽炎主要发生于由口与生殖器接触者中。淋球菌性咽炎患者通常症状轻微,可出现咽部疼痛、充血和产生分泌物。要注意的是大观霉素(淋必治)对淋球菌性咽炎的疗效较差。

(3)淋球菌性直肠炎。淋球菌性直肠炎常见于男同性恋者。35%～50%女性淋病患者因宫颈分泌物污染肛周，进而进入直肠，导致直肠感染而发生淋球菌性直肠炎。

直肠被淋球菌感染后通常无明显症状。有症状者可表现为轻微的肛门瘙痒和烧灼感，无痛性黏液脓性分泌物或直肠少量出血。但有的患者出现明显的直肠炎症状，表现为严重的直肠疼痛、里急后重、脓血便。

（4）播散性淋球菌感染。有少数淋病患者因淋球菌侵入血液而发生淋球菌性血症，从而发生播散性淋球菌感染。其临床表现多种多样，最常见的是关节炎－皮炎综合征，患者常出现关节痛和坏死性脓疱疹。皮疹常见于肢端部位，手指、腕和踝部小关节常受累及，并常伴有腱鞘炎。患者常伴有发热、寒战、全身不适。

播散性淋球菌感染常见于女性，尤其是处于月经期的女性，多见于感染后的7～10天。在20%～30%的播散性淋球菌感染患者中血培养淋球菌阳性，90%以上的患者原发感染部位如泌尿生殖道或咽部可检查出淋球菌。

另外，极少数患者可发生淋球菌性心内膜炎、淋球菌性脑膜炎等严重并发症，死亡率高。

值得注意的是，当前随着淋球菌耐药性的出现以及淋病患者中有15%～35%合并有衣原体或支原体感染，

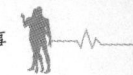

从而导致单纯使用抗淋球菌治疗失败。

6. 卡车司机的自白

我的一个病人,男性,37岁,汽车司机。每隔一段时间他就要来我这儿就诊,让我给他检查是否患有性病,次数多了也就熟悉了。他对医生的戒备心理逐渐放松了,谈了他常来检查的真实原因,而且还做了一些自我"剖析"。

他高中文化,家有贤妻,儿子正在读初中,有一个幸福、温馨的家。他是卡车司机,刚开始帮人打工,挣了钱后,自己买了一辆大卡车跑长途运输,从此之后每年能有十几万元的收入。富裕了,钱怎么花?他首先想的是如何享受。

生物原始本能的欲望大概只有两种:食欲和性欲。当今食品的供应非常丰富,满足食欲是非常容易做到的事情,他在这方面已经是心满意足了。接下来,他尝试在性欲方面的享受——作嫖客。

要说第一次嫖娼时思想上多少还有些犹豫的话,那么接下来的第二次、第三次,按照他的说法,"就那么回事了",更是一发而不可收。他利用跑运输,北上哈尔滨,西进乌鲁木齐,南下海南岛,沿途寻欢作乐不嫌种别一概受之。当问他为什么要这么干时,他毫不犹豫地说:"咱穷人乍富,只图享受。"

以下是医生和嫖客的一段对话。

医生:你为什么要这样干呢?

嫖客:咱穷人乍富,只图享受。钱生不带来、死不带走,挣那么多钱,留着干啥?

医生:你能凭自己的劳动挣很多钱,这本来是一件很好的事。钱多了,富裕了,不是可以干很多更有意义的事情吗?譬如讲,你可以在事业上再发展,开办一个长途运输公司什么的,干一番事业不也很有乐趣吗?

嫖客:我只上过高中,学过开车,其他事情对我来说都是外行,干其他事情都没有把握。即使文化高的,大多数人也是这样想。譬如你,看病你是专家,让你自己办医院就未必能办好。你可能不知道,现在要办事情很难,方方面面的关系不好处理,弄不好就可能把血本赔了。我这样生活得很轻松、很潇洒,又何必去自寻烦恼呢?

医生:你有一个幸福的家,你干这些事不会影响家庭生活吗?

嫖客:我在家时会很好地对待妻子和儿子。他们不缺吃,不缺穿,不缺房子住,不缺钱花,还有什么不满足的?

是啊,长期处于贫困状态的人,他们的要求本来就不高，无非就是吃穿住以及很容易满足的几个零花钱。可他一年可赚 10 多万元，一下子富了，如此多的钱怎么花？干事业，他还没有这样的志向；高档的享受，如买别墅、去会所，他又还不够档次，也没有学会。最简单、最简便、最本能的大概也就是当嫖客了……

虽然中国古代有句话"食色，性也"，意思是人人都有觅食和求偶的本能，但是人类不仅有生物学的属性，还有社会学的属性。人不能与动物一样，有了性冲动就随意地寻觅性对象、发生性行为，以发泄性欲。人在社会中生存，就要受到社会的法律、制度、道德等方方面面的约束。

不负责任的性行为造成家庭的解体、离婚率升高，出现一批非婚生子女、被遗弃的孤儿与单亲家庭，引发子女抚养、教育等诸多社会问题。它还是造成性传播疾病流行的主要原因。自从 20 世纪 80 年代后，世界上出现了艾滋病，并成为全球范围内的严重公共卫生问题，引起全球各国的关注，我国也不例外。

7. 扭曲的青春

自从开设性病门诊以来，我接诊过许多"小姐"，她们具有许多共同的特点：都很年轻，大多是在 16 岁到 26 岁的年龄段，长得一般比较俊秀；穿戴新潮、艳丽，面部多

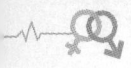

谁之错
——一位性病科医生的手记

数是化浓妆;发型有的奇特,有的染成黄色或红色;从言谈举止来看,都与城市同龄的女性有明显的差别。

他们大多来自贫困的农村,以中西部、东三省居多;大多是初中文化,有的没有毕业;来城市后由于缺乏专业技能,大多没有固定的职业和工作。来看病时常常三五成群结伴而来,候诊时常常嬉笑打闹,不拘小节;还有一些奇特的行为习惯,如常常喜欢将钱藏在袜子或鞋里。

这是一个特殊的群体,值得好好研究分析。她们不甘心过贫困的农村生活,因为她们受过一定程度的教育,知道外面还有多彩的世界。她们向往着享受与城市女性同样的生活,但是不具备城市女性同样的条件。年龄小的,没有像城市女孩一样比较富裕的家庭供她们消费;年龄大的,不具备城市女性同等的就业机会。初中文化,已经使她们能看小说,会模仿电视剧里女明星的所作所为。但是初中文化,既未让她们具有判断社会上复杂是非关系的能力,又没有经过专门的技能训练,在就业竞争上处于劣势。于是,消费的欲望与支付消费的能力形成巨大的反差。

她们的优势是什么呢?那就是年轻、美貌加无知。她们在如今复杂的社会环境中,草率地利用这种"优势",就有可能误入歧途,成为性病诊室的常客了。

要解决这个群体的问题,一二十年的实践已经证明,

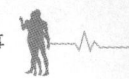

光靠"严打",光靠收容所是不能完全解决问题的。这需要社会各方面的努力,例如,开展扶贫工作,解决农村的贫困现状;从小学教育开始,引导、锻炼其明辨是非的能力;发展教育事业和职业培训,发展经济,提供足够的就业机会,等等,因此在短期内要解决这个问题是困难的。

现在经过10多年的引导,农村教育有了很大的发展,很多劳动力输出的地区对外出打工的人员进行职业培训,农民工的社会地位在不断提高。但是,又出现了一些新的动向,已出现过一些高学历的女性贪图享受也干起这一行当的新闻报道。作为一个性病科医生,奉劝这些人在做这些事的时候要考虑染上包括艾滋病在内的各种性病的高风险。

8. 人生百态

小梁22岁,她虽然来自西部贫困农村,但从小上学,缺乏体力劳动锻炼;高中毕业后未能考上大学,在家干农活却又吃不消辛苦。今年随务工潮流来到京郊,想在这里找个比较轻快的工作。但是,高中学历在此找个好工作谈何容易。为生计,她不得不到一家工厂去做工,每天高强度的工作使她疲惫不堪。一念之差使她走上了卖身之路,在某村的一家理发店里接客,并染上了淋病。

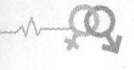

谁之错
—— 一位性病科医生的手记

大刘是本地人,有本地户口,虽然智力和相貌都平平,文化水平低,但是身体强壮,干体力活不成问题,一直在村办的企业中上班,32岁了尚未成家。

理发店的老板娘是本村人,她看小梁姑娘还不错,有意想给大刘介绍,但又考虑到大刘比小梁要大10岁,而且大刘的自然条件,包括智力水平、容貌、文化程度都配不上小梁,所以没有直接向小梁提这件事。不过,她试着与大刘的家人商量,让大刘去理发店嫖娼,先与小梁发生肉体关系,然后看看双方的意见。大刘的家人竟然同意了。

大刘按照家人的指点来到了理发店嫖妓,老板娘让小梁接客。小梁和大刘就以这样的身份发生了性关系。三天之后,大刘的尿道口出现了红肿,流出黏稠的脓汁。大刘风风火火地来到了理发店,责问老板娘这是怎么回事。老板娘一面安抚着大刘,一面与大刘的家人商量对策。于是,商定他们由大刘的家人——他的母亲和哥哥带大刘和小梁两人一起去医院性病科看病,结果自然是两人都患淋病,需要及时治疗。

小梁姑娘急了。她干这行只有几天,并没有赚几个钱,而治疗这病是需要花钱的,这不是"偷鸡不着蚀把米"吗!正在为难时,大刘的母亲和哥哥却对小梁很体贴,对小梁说:"你从外地初到这里,人生地不熟,有困难,我们可以帮忙,你这治疗费用我们来替你付。"小梁觉得

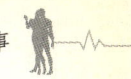

这家都是好人，对他们非常感激。接连三天，小梁和大刘都是一起来医院打针治疗的。这急性淋病是容易治疗的性病，经过三天的正规治疗，两人的性病都痊愈了。

自此之后，大刘的母亲和理发店老板娘都规劝小梁不要再继续做卖身的行当，不如到大刘家去生活。大刘家在京郊的农村，生活相当富裕。如果与大刘结婚，她就不用再干力气活了，在家干点家务活就可以。如果小梁愿意，在村办企业找个比较轻松的活也不是没有可能的。小梁经过多方面的权衡作出了决定："就嫁给大刘吧。要不，将来还可能得性病，回家怎么向父母交代？而嫁给大刘，能从贫困的西部农村嫁到富裕的京郊，回到老家探亲，无论是父母还是自己的脸面都还是风风光光的。"小梁和大刘的这门亲事就这样成了。真是人生百态啊！

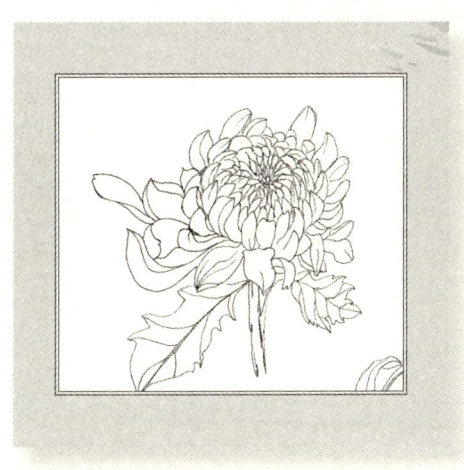

9. 恐怖的怪异

老汉今年52岁,农民。近3个月来皮肤上出现红斑,表面有些脱屑,曾到多家医院就诊,各家医院的医生说法不一。有的说是脂溢性皮炎,有的说是牛皮癣,有的说是玫瑰糠疹,治疗都未能见效,亲戚朋友都说他的皮肤得的是怪病。听说医院最近来了皮肤科专家,他就托了在医院工作的朋友找我看病。

说实在的,他得的皮肤病确实有些怪。怪就怪在他的皮肤病"三像三不像":它既像脂溢性皮炎又不像脂溢性皮炎,既像牛皮癣又不像牛皮癣,既像玫瑰糠疹又不像玫瑰糠疹。另外,还怪在皮肤病变虽然不少,却又不痛不痒。其实,他的皮肤表现又不怪,因为像这样的皮肤表现,凡有经验的皮肤性病科医生首先考虑的就是梅毒。

于是,我请其他的人都出去与他进行单独交谈。我首先问他是否有过婚外性行为,具体来说也就是是否找过小姐。他开始时矢口否认。我耐心地向他解释,必须讲实话,要不,一旦延误病情,不能得到及时治疗,将来后患无穷。他终于改口了,他说,最近确实没有那种事,一年前他倒是光顾过路边店。

"这么长时间过去了,还会出问题吗?"他不解地问道。

"是的!这种病是可以悄悄上身的。"我肯定地回答,"不过你还要查血才能确诊。"

经过做梅毒血清试验证实,老汉患的是二期梅毒。让老汉的老伴也来查血,结果证实,老汉的老伴患的是二期隐性梅毒。

梅毒,这是一种古老、经典的性病,原先只在美洲原住民中流行。自从哥伦布航海发现美洲这片新大陆后,也把梅毒带到了欧洲,以后又从欧洲传到非洲、亚洲。在对古埃及考古发掘发现的木乃伊身上,也发现过梅毒致骨损害的痕迹。在我国,梅毒是在明朝期间由西方的传教士带入的,首先在广东发生和流行,然后由南方传到北方,由沿海传向内地。其传播的路线,与20世纪80年代以后性疾病的侵入和传播路线惊人的相似。不过,前者的传播过程以百年计,后者几年就完成了。

从梅毒在世界上的传播过程可以看出,它是与社会的发展相关联的。设想,如果至今尚未发现美洲大陆,也许除了美洲之外,世界各地都不会有梅毒。那么,我们总不能因为当今梅毒的广泛传播而归罪于哥伦布。同样,性病在我国的死灰复燃,因门户打开了,飞进来几只"苍蝇"是不足为奇的。

10. "有权不用,过期作废"

小王已经30多岁,家有妻小,从农村来城市闯了几

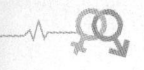

谁之错
——一位性病科医生的手记

年,终于在某商场干上了业务员的工作。他每天负责给各个摊位送货,生活倒也平静。时间长了,他竟悟出一点道理,哪怕有一点权力,都应该把它用好、用足。"有权不用,过期作废!"这不是人们常说的吗?

于是,他动起了脑筋,尽量利用他的权力。原来,商场中的各个摊位都是承包给个人的,但是经营的商品品种是相对固定的。当然,同一种商品也可能摆在好几个摊位上销售。各种商品由商场统一进货,由业务员将货物送到各个摊位。如果卖得好的紧俏商品不能及时送达,势必影响销售,从而影响摊位售货员的收入。小王就有这么一点权力,售货员们也得设法与他搞好关系。要不,小王可能会刁难他们。

某个摊位上有个女售货员,年轻而且有几分姿色。小王打起了她的主意,起先是主动接近,经常聊天,以后送货方面主动一些,再以后把紧俏商品多往那里送。经过一段时间,小王终于壮起胆子,向女售货员提出了性的要求。出乎小王的意外,女售货员居然很爽快地答应了。小王真是喜出望外,高兴极了,心想这点小权还真管用。

高兴的日子没过几天,麻烦事来了,开始是小便时感到不对劲,然后感到疼痛,尿道口居然流出脓液。他去了私人诊所,花了近千元,尿道炎算是治疗好了。不想尿道炎刚治好没过几天,龟头上又长了一个大红疙瘩,虽然不

第一篇　性病诊室里的故事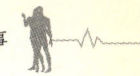

痛,却渐渐地溃烂开来。他着实吃惊,害怕了,十分苦恼,不得不到医院找专家看病。

经检查,龟头上所长的是个"硬下疳",也就是说他得了一期梅毒。他不得不再花钱治疗,而且背上了一个沉重的"包袱"。将来会不会传染给妻子?怎样面对妻子和孩子?他后悔,本来是想借那么一点小权力,占点小便宜,没想到会因此带来这样的后果。细想想,还是规矩一点老老实实做人为好。

11. 未婚就可以性乱吗

张老板今年34岁,龟头上长了一个溃疡,不痛不痒,来到我的诊室看病。经检查之后,发现他患的是典型的"硬下疳",是一期梅毒。为了弄清传染来源,就必须对患者的性生活状况进行询问。经过一番交谈才弄明白,张老板原本是从农村来城里打工的,在城里干了几年后,挣了一些钱,也学到了一些本事,自己开了一家装修公司,当起了老板。城里住长了,手头又有钱,农村的原配已经看不上眼,结果与其离了婚。对此,我们有这样一番对话。

医生:你结婚了吗?
张老板:结了,但是离婚了。现在正在交女朋友,找对象。

谁之错
——一位性病科医生的手记

医生：你有没有找过"小姐"？

张老板：没有，我只与女朋友有性生活。

医生：如果真的是这样，那么你的女朋友必须来做检查。

张老板将他的女朋友领来了，经过做血清试验，证明她没有得梅毒。这是怎么回事？经过再了解，原来张老板同时交了两个女朋友，并且与她们都有性生活。我让他将另一位女朋友带来检查，结果这位女朋友的血清试验呈强阳性，她是二期隐性梅毒患者。问题终于弄明白了，正是这个女朋友把梅毒传染给了张老板。

到此，事情还没有终结。间隔了一星期左右，张老板把原本没有患梅毒的女朋友带来看病了。这位女朋友的阴部也长了一个"硬下疳"，也就是说，她也患了一期梅毒。在这个传染的过程中，张老板充当了"中介人"的角色。

最后，他们三人都进行了针对梅毒的正规治疗。当然，两位女士是不可能碰面的。

我问张老板："你不是说你的性对象是固定的吗？"

张老板理直气壮地说："是啊！我只和女朋友保持性关系，而且我是为找对象准备结婚的。"

我不禁又问："你未登记结婚就有性生活，而且同时交两个女朋友，并都有性生活，这样会不会出问题啊？"

张老板不以为然地回答："嗨，现在与女朋友婚前发

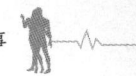

生性关系还能算个事?同时交两个女朋友,那样可以从中挑选一个嘛。"

听了他的回答,我不禁感到吃惊:随便性行为传染上性病的可能性是极大的!奉劝那些"浪漫"的男女们,对待性行为应该采取严肃的态度。要不,性病就会传播开来,于己、于家、于社会都是不负责任的行为,都是有危害的。

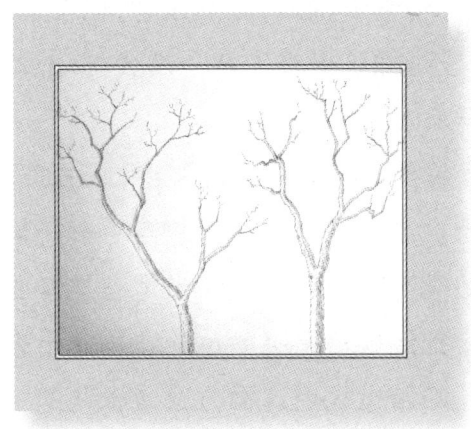

12. 真相是什么

这是一个真实而特殊的故事,发生在某偏僻的地区。有一幼儿患皮肤病去医院看病,恰好遇到了一名技术高超、责任心很强的医生。这位医生仔细给患儿作了检查和化验,确诊为梅毒。孩子怎么会患上梅毒?当然首先要怀疑其父母。于是,就对其父母进行了检查和化验,结果父母均很健康,排除了患梅毒的可能。那么,孩子的梅

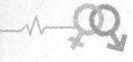
谁之错
——一位性病科医生的手记

毒是从哪里来的呢？医生进行了进一步的追踪。

经过详细询问得知，患儿的父母均在外地工作，将患儿放在奶奶家抚养，患儿晚上由其奶奶搂着睡觉。医生由此想到会不会是由他的奶奶传给患儿的，于是让孩子的奶奶来医院检查。令人诧异的是，奶奶的血清居然阳性。再让其爷爷也来化验，结果爷爷的血清化验结果也呈阳性。这下，爷爷、奶奶坐不住了，他们俩恩恩爱爱一辈子，从来没有做过出格的事。那么，爷爷、奶奶的梅毒又是从哪里来的呢？

在了解患儿日常生活的过程中，医生发现了一个很重要的细节。患儿的婶娘和叔叔与爷爷奶奶住在一起，患儿的婶娘有时给患儿喂饭。当地有这样的习惯，那就是大人常常把经过自己咀嚼过的食物吐出来，再喂到幼儿的口中。婶娘也是用这种方式喂患儿的。于是，医生让婶娘和叔叔也来医院检查，结果他们两人都患有梅毒。

一家五口同时患上梅毒的原因，终于弄明白了。原来是婶娘口腔黏膜中的梅毒病原体通过咀嚼过的食物喂给了患儿，病原体从患儿的口腔黏膜侵入患儿，使患儿得了梅毒。奶奶与患儿密切接触而传染上梅毒，爷爷又从奶奶那里传染上梅毒。至于是婶娘传染给叔叔，还是叔叔传染给婶娘，婶娘或叔叔又是从哪里传染来的，还是先治疗切断梅毒源吧。

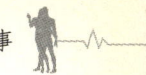

第一篇　性病诊室里的故事

医生看病都应该认真负责,这样才能及时发现病人潜在的病源,使他们得到及时治疗,消除后患。也只有这样,才有利于控制性病的传播和扩散。

13. 梅毒延误治疗的后果

梅毒是由"苍白螺旋体"的病原微生物引起的一种慢性的、几乎可侵犯全身器官的、古老而经典的性传播疾病。

性病如果任其自然传播,其速度是惊人的。以梅毒为例,1493年才从美洲传入欧洲,在交通很不发达的16世纪仅仅经过12年时间,就从遥远的欧洲传到了东方的中国。同样,若任其自然传播,人群中的发病率也是惊人的。梅毒从1505年传入中国,到1949年新中国成立前,经过444年在人群中的自然传播,形成了广泛的流行。当时在我国某些少数民族地区其发病率高达10%～48%,某些大城市的发病率为4.5%～10%,以至于在新中国成立之后的相当长时间内,梅毒血清学试验还被列为所有医院新入院患者的常规化验之一。

梅毒是一种严重危害人体健康的疾病,但是常常被病人和医生所忽视。如果不能早期发现、正确诊断,进行及时、正规的干预,一旦进入晚期,侵犯到内脏,其后果是相当严重的。梅毒除了通过性行为传播,也可经过其他途径传染。如孕妇血液中的病原体通过胎盘传给胎儿,这叫作"胎传梅毒"或"先天性梅毒";偶尔也有通过污染物传染的,曾有过医生手指皮肤有创伤,检查梅毒病人时被梅毒螺旋体所感染,结果在手指上长了一个梅毒初疮("硬下疳")的记载,人们将通过类似途径感染的梅毒称之为"无辜梅毒"。其实,这种说法也不全面,因为这位医生也有过失,起码他没有进行有效的自我防护,而这一点医生本来是应该做到的。相反,有相当多通过性行为而被传染上梅毒的患者,其本人并没有过失。尤其是一些妇女,所得的梅毒,完全是不负责任的丈夫强加给她的。

梅毒之所以容易被忽视,是因为梅毒常常是不知不觉传染上的。梅毒病原体在人们性行为的过程中,由一方进入另一方破损的黏膜,在那里进行繁殖,大概经过3个星期左右,形成一个红疙瘩,不痛不痒,医学上称它为"初疮"。这种初疮有时症状不明显,可能几天后就消失了,连患者自己都未觉察到;有的则形成溃疡,但仍然不痛不痒。由于这种溃疡比较硬,所以称为"硬下疳",这个阶段医学上称它为"一期梅毒"。这种溃疡经过一段时间或者服用一些消炎药之后,也能够悄悄地愈合。所以,一期梅毒常常被患者和没有经验的医生所忽略,延误了治疗的最佳时机,埋下了让梅毒继续发展的祸根。

如果一期梅毒未能得到正规、有效的治疗,病原体会潜伏下来，进入血液成为二期梅毒。一期梅毒和二期梅毒都属于早期梅毒，潜伏期可达两年时间。梅毒螺旋体在血液中进一步繁殖，就会引发多种皮肤病变，医学上称它为"梅毒疹"。有的还会引起内脏损伤，但是在二期阶段进行有效的治疗后，这种损伤还可以完全恢复。梅毒疹的形态可以与许多皮肤病相类似，不是专业医师很难辨认和甄别。但是它们有一个共同的特征，即多数患者没有自觉症状。二期梅毒如果做到及时诊断，正规治疗，并且定期进行复查，是完全可以治疗痊愈的。

然而，由于梅毒疹没有自觉症状，而且它也可以慢慢消退，再次潜伏，虽然会多次发作，但是由于病人没有痛苦，所以容易被忽略；由于梅毒疹形态复杂多样，可能和许多皮肤病的形态相似，所以医生也容易误诊。这些因素都可能导致延误治疗。这一阶段丧失治疗良机，病情继续发展，问题就严重了。

如果病情继续发展，约两年后就进入了梅毒晚期阶段。这时病变可以侵犯身体的各个脏器，而且是破坏性的，很难康复。最常见而且最严重的是侵犯心脏血管系统和神经系统，引起"梅毒性心脏病""梅毒性主动脉炎""麻痹性痴呆""脊髓痨"等严重疾病，有的会引起病人死亡，有的则会使病人遭受极大的痛苦。

所以，梅毒必须及早诊断，尽早进行正规、有效、彻底的治疗。不论是病人还是医生都不要因为自己的疏忽而延误治疗,否则将会酿成大错,留下无穷后患。

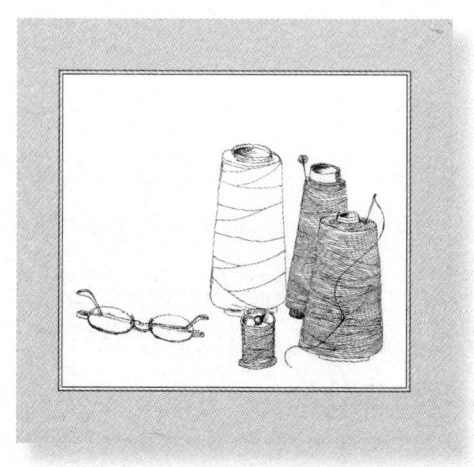

14. 婚外恋不分层次

张老师是某省某市某重点中学的教导主任,这次是作为该市中学领导代表来开会的。晚饭后散步时,他看到有家医院,便来到医院门诊大厅。他见医院应诊医生的名单上有皮肤性病专家,想想自己阴部长了几个疙瘩,心里总有点不放心。于是,第二天一早张老师就请假来医院挂号看病。

他挂的是 1 号,第一个走进我的诊室。他看上去年近五十,中等个子,眉清目秀,西装革履。我客气地招呼他坐下,他有礼貌地点点头,于是我一天的工作就开始了。

第一篇　性病诊室里的故事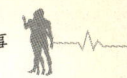

"你哪里不舒服?"门诊医生总是这样单刀直入地向病人提问。当然,我的语气并不生硬,而是非常温和。

"我阴部长了几个小疙瘩,想请您看看。"他文质彬彬地回答。

"发现多长时间了?"

"大约一个月吧。"

"有不舒服的感觉吗?譬如说感觉到疼痛或瘙痒?"

"没有什么感觉,没有感到疼痛或瘙痒。"

我进行了仔细的观察和检查,见他的外生殖器包皮及冠状沟长了几个米粒大的肉红色的赘生物,根据形态判断,是典型的尖锐湿疣。

"你长尖锐湿疣了。"我告诉他。

"尖锐湿疣是什么病呢?"他显然没有这方面的知识,疑惑地问道。

"是一种性病,一种由病毒引起的、一般来说通过性生活传染的疾病。"我温和但是严肃地说。

他急了。显然他没有这样的思想准备,因为在他所生活的圈子里,是把性病患者与坏人等同看待的。于是他极力要证明他不是坏人,说他是某省某市某重点中学的教导主任,这次是作为中学领导代表来开会的。他说他与妻子感情很好,有一个女儿正在上大学。看他那神情,恨不得把身份证拿出来给我看。

"请你不要紧张。虽然尖锐湿疣也可能通过污染物传染,但是,根据我的经验,长在这个部位的尖锐湿疣,还是通过性生活传染的可能性最大。难道你真的没有过婚外性生活吗?"我耐心地进行解释,"我们医生的职责就是治疗疾病,控制疾病的传播,绝没有其他的意思。"

这位教导主任终于承认,他有一个情人,是他的同事。她的丈夫下海经商,夫妻感情不好。他与情人感情也很好,来往已经一年多了。

"她传染给你的可能性是存在的。"我说,"尖锐湿疣的潜伏期相当长,可以长达6~8个月。你应该与她联系一下,可能她也患有尖锐湿疣,这种病应该尽早治疗,如果长得很多,或者长得很大,治疗起来就会很费事。"

"这种病能治吗?"显然,他很担心。

"能治。治疗方法很多,但是很难说治疗一次就能彻底治好。"

我们用微波方法给他进行了治疗。

第二天,教导主任来找我,心情十分沉重。他告诉我,他昨天与情人通了电话,她已经知道自己长了尖锐湿疣,她曾经到医院去治疗过,医生说这种病是治不好的。她哭了,她说不想活了,她要跳楼。他告诉她,这里的医生说是可以治好的,不要干蠢事。他与我商量,能不能让她到这里来治疗?

婚外恋大概不分层次。他是教书育人的教导主任,应该为人师表。不管怎么说,有婚外恋总是不应该的。

15. 挡不住的诱惑

张先生,62岁,高级经济师,刚从岗位上退下来。由于平时与一些乡镇企业有联系,加上张先生为人正直、正派,平易近人,业务能力也很强,所以未退休前就有多家乡镇企业的领导向他发出邀请。

张先生退休后,立即进入一家乡镇企业工作。这家乡镇企业是由个人承包的。所谓的企业经理,其实就是私营企业老板,一切都由经理说了算。由于经理对张先生的信任,而且两人的私人关系也相当不错,经理的所有重要业务往来都邀张先生参与,经常带着张先生出差。

当今企业之间在业务往来时请客送礼是很正常的事,张先生此前就有这方面的经历和经验,现在,也没少参加。但是,张先生能够把握住自己,吃饭可以,至于像"三陪"之类的事,他都多次谢绝了。

这是一次平常而又太特殊的请客,经理带他到另一个乡镇企业去谈业务。到达目的地时已近黄昏,于是他们就在一家旅店住下，等到第二天再进行工作。由于旅店的房间内不能洗澡，所以在经理的建议下到附近的浴室去洗个澡，张先生欣然同意。

张先生掀开门帘，进入浴池，准备脱衣洗澡。但是，出现在他面前的情景把他惊呆了。这是一个单间，除了浴盆及其他洗澡用品之外，还迎上来一个几乎一丝不挂的、专门提供服务的年轻女子。

接下来，小姐帮助张先生脱掉衣裤、进入浴盆，帮他洗澡、搓背，动作娴熟、麻利。就这样迷迷瞪瞪地任其摆布，她终于把仅有的那一丁点衣服也扒了个精光，张先生也就这样上了"钩"。这个过程小姐的任务完成了，张先生的洗澡过程也就完成了。

出了浴池，他坐在门口的椅子上，脑子里一片空白。他呆呆地坐着，因为经理还没有洗完。经理终于出现了，他很兴奋，朝张先生笑笑。张先生呢，只能红着脸对着经理苦笑。毕竟他还是第一回干这样的事啊！

从那以后，他再也不敢与老伴过性生活。他深知，已经处于"危险人物"的地位，随时都有可能将性病传染给老伴。他一直在注意，是否出现了性病的迹象。担心的事终于来了，包皮上长出小疙瘩，不得不到医院就诊。治疗尖锐湿疣是很痛苦的，不管是精神上还是肉体上，张先生都尝到了苦头。

张先生是到我这里看病时才向我谈起那次经历的。他不无感慨地说,那种刺激实在太强烈了,他无法抗拒,难怪都说"英雄难过美人关"啊!

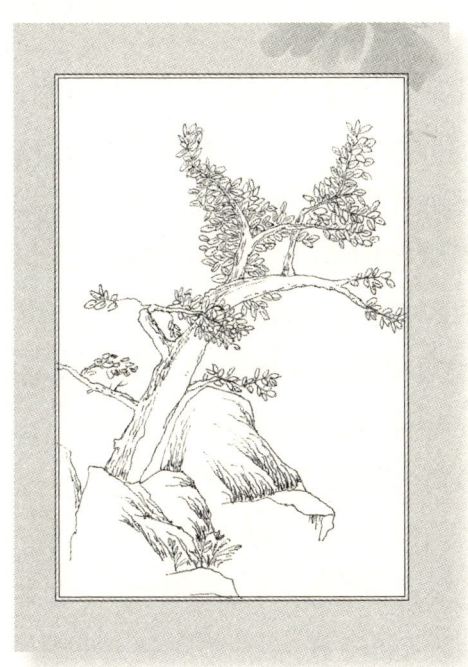

16. 有关尖锐湿疣的医学常识

尖锐湿疣是由人类乳头瘤病毒感染所引起的。早在15世纪欧洲梅毒爆发流行前,就有关于尖锐湿疣的描述和记载。20世纪70年代前,人们对尖锐湿疣在性传播疾病中的地位认识不足,没有把它列入性病范围之内。70年代之后,由于患尖锐湿疣的患者大量增多,医学界

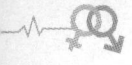

对人类乳头瘤病毒有了深入的研究,进一步了解到该病可以通过性接触途径传染,人们才明确地把尖锐湿疣列入性传播疾病。目前尖锐湿疣是流行最广泛的性传播疾病之一。

人类乳头瘤病毒是最小的 DNA 病毒,它能耐受干燥,可以长期存活。用现代分子生物学技术已能将它鉴别成 100 多种亚型。不同型别的人类乳头瘤病毒在人体不同部位可以产生不同的损害,如扁平疣、寻常疣、尖锐湿疣等。人类乳头瘤病毒除了引起疣状增生外,还具有致癌性。引起尖锐湿疣的人类乳头瘤病毒的型别有 6、11、42、43、44 及 54 型。

性接触是尖锐湿疣的主要传播途径。从感染到发病的潜伏期为 1～8 个月,平均 3 个月。尖锐湿疣的好发部位,男性依次为包皮、系带、冠状沟、龟头、尿道口、阴茎体、肛门周围和阴囊;女性依次是大小阴唇、前庭、后联合、阴蒂、宫颈和肛门周围。

尖锐湿疣的皮疹,开始是小而淡红色的丘疹,以后逐渐增大增多,表面凹凸不平,通常无特殊感觉,以后进一步增生成疣状突起,并向外周蔓延,形成各种形状,如乳头状、菜花状、鸡冠状等。疣体表面潮湿,呈白色、红色或污灰色,有的因性交摩擦而出血。

尖锐湿疣临床上根据其独特的形态容易诊断,对不典型的损害可用醋酸白试验辅助诊断,即在可疑皮疹处涂上5%醋酸,待3～5分钟后观察,若被检查的局部皮肤或黏膜变白即为阳性。但是对于非专科医生来说,有时可将女性的绒毛状小阴唇(也称假性湿疣),或男性的阴茎珍珠状丘疹等征误诊为尖锐湿疣。

另外,不要将扁平湿疣与尖锐湿疣混淆起来,两者虽然都属于性传播疾病,但扁平湿疣是由梅毒螺旋体引起的,发生于外生殖器的二期梅毒,通过规范的驱梅治疗可以治愈。而尖锐湿疣则是由人类乳头瘤病毒引起的,由于目前缺乏彻底清除病毒的药物,所以容易复发。

治疗尖锐湿疣的方法很多,但都属于将肉眼可见的病变用化学、物理或手术的方法将其清除,因缺乏确切有效的抗病毒药物,所以很难达到彻底根治的目的。

17. 双学士误入歧途

得性病的有没有特定的群体?如果按各种人群中性病的发病率来比较,也许会有差别。但是,就性病发病的个案来说,涉及面确实太广泛了,各种职业、各种文化层次几乎都有发生。前面讲了重点中学教导主任得性病的故事,这一回我想说的是一位曾经取得双学位的优秀青年是如何误入歧途的。

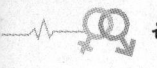

谁之错
——一位性病科医生的手记

张先生今年26岁,在大学是一个品学兼优的学生。他勤奋好学,除完成本专业的学业外,还选修了第二专业,因此在大学毕业时获得两个学士学位。然后进入一个国有企业,由于工作出色,很快被提拔到比较关键的岗位上,进入一个独立核算单位的决策层。

担当这样的角色后与社会的联系就广泛了,应酬也多了。有时他以客户的身份出现于交际场合,有时又会被自己的客户所邀请。不管以什么样的身份进行业务往来,吃喝这是免不了的,都说饭桌上好说话、好办事;酒足之后再来卡拉OK,或者再加上迪斯科助兴,这些他已经习以为常。

不知什么时候,请客到了"一条龙"服务的层次。张先生第一次接受"一条龙"服务的时候确实有过思想斗争。他明白这不是好事,会造成严重后果的。但是他感到盛情难却,也因为年轻,确实挡不住诱惑,他终于接受了。不过,他毕竟是双学士,知道做自我保护,在接受小姐服务时用上了安全套。

有了第一次,就会有第二次、第三次,慢慢地也就不当回事了,而且他还感觉到,用这种"一条龙"的规格来请客,谈生意的效果确实不错,因此他也学会用这种方式请别人。

常在河边走,哪有不湿鞋。尽管他知道用安全套作

第一篇　性病诊室里的故事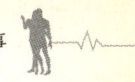

防护,毕竟有失误的时候,他还是得了性病不得不到我这里来就诊。他紧张、后悔了。

有人说,现在的年轻人与年龄大的人由于价值趋向的不同,常常谈不到一块去,存在着所谓"代沟",但是我却不然,或许由于兼教学的关系,常与青年人打交道,我与青年人交流常常很融洽,而且对那些勤奋好学的青年人特别偏爱,我和张先生谈得很好。他把他的经历毫无保留地告诉我,我也关切地对他进行劝告,要珍惜自己的健康,珍惜自己的前途,应该走正道。当然,这些丑陋现象,单靠个人是很难改变的,但是洁身自好还是可以做到的。要不然,今后怎么去组织家庭?怎样去面对父母、未来的妻子和子女?更不要讲为社会负责等大道理了。他似乎接受了我的劝告。我相信他会改正的,前途仍然无量。

18. 愚昧的嫖客

赵某,28岁,未婚,来自西部农村,4年前只身来到京郊,在一家比较偏僻的工厂打工。虽然每天工作时间长,劳动强度大,但他身强力壮,干活之余仍然精力旺盛,空暇时间常到城区闲逛。一次,他逛到一条老街,见不少人家门口都有打扮妖艳的姑娘热情向行人打招呼。赵某感到好奇便驻足观看,门口的姑娘见状,前来搭讪,轻易

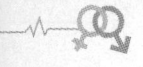

地就把赵某引到室内。这是赵某第一次嫖娼,也是第一次得淋病的经历。

得了淋病很痛苦,而且为了治疗还花了不少血汗钱,至少比嫖娼时付出的钱还要多一些。但是有了第一次性经历,其过程的感受总是在脑海中游荡,挥之不去。当他积攒了一点钱后,又会去第二次、第三次。虽然进去的门头换了,小姐也换了,但是每次嫖娼之后他都提心吊胆地害怕再得性病。然而,这性病却总是常常光顾他。

他百思不得其解。有一次,他听说干这事的小姐都是从外地来的,她们都患有传染病,与她们干那种勾当是会被传染上性病的。于是,他再去嫖娼下定决心不要从外地来的小姐。他一进入那种场合,首先就问姑娘是不是从外地来的,并且要求看姑娘的身份证。当然,多数姑娘都不会给他看身份证,有的甚至会骂他是"神经病"。但也有姑娘问他:"你要看身份证干什么?"他答道:"如果有本地的姑娘他就愿意放水。"说来也巧,还真的有那么一位大大方方地拿出身份证来,证明她是本地人。赵某看了,心中大喜,虽然"本地姑娘"的要价要高一些,但是他盘算着可以免去治疗性病的开支,还是划算的。于是,他高高兴兴地、痛痛快快地与亲自看了身份证的已经确定无疑的"本地姑娘"发生性交易。

他仍然得了淋病,又来到了性病门诊。他对医生说:

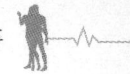

"我这次是看了女方的身份证的啊,她是本地人,怎么还是传染上淋病了呢?"

医生听了感到这事很新鲜,怎么还有验明正身、区分本地姑娘还是外地姑娘作为选择标准的?医生笑着反问他:"你听谁说干这事的本地姑娘就一定没有性病的呢?况且,现在做各种假证书的小广告满天飞,你能保证她给你看的身份证一定是真的吗?"

赵某听了,发出了"嗨"的一声,说:"我怎么就没有想到呢?"

医生规劝小伙子不要再做嫖娼那样的事了,趁年轻,好好干活,积攒一点钱,找个对象结婚成家才是正道。

19. 贞操不再宝贵了吗

出现在我面前的是一位20岁出头的小伙子,1米85左右的个子,俊秀的脸蛋,匀称的身材,加上得体的衣着打扮,文雅的言谈举止,既有高雅的气质,又长得一表人才,难怪会令那么多姑娘所倾倒。

他出生于某省的省城,高中毕业后考入京城的某所大学,寒假期间他回到了省城,少不了老同学相会、老朋友相聚。青年人久别重逢,兴奋异常,一起去了迪斯科歌舞厅。不料这一去就一发而不可收,众多的姑娘邀请与他共舞,而且是那么的多情和投入。他几乎天天都去迪

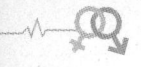

谁之错
——一位性病科医生的手记

斯科歌舞厅,几个回合之后,就有姑娘对他紧追不舍,以至于他带着姑娘在旅社开了房间。

当今社会各方面都会引入竞争机制,姑娘们对待这位大学生帅哥可能也是按照如此潜规则进行竞争的。你能与他去开房间,我也会耍手腕。而这位帅哥竟然飘飘然,洋洋得意,忘乎所以。一个寒假下来,竟然与五六个姑娘发生了性关系。

回到学校后,大概头脑清醒一点了,他终于想到了要到医院检查一下,是不是会传染上性病。

他来到了我的诊室,如实向我介绍了他整个寒假中干的那些荒唐事,然后要求我给他检查是否得了性病,其中还包括艾滋病。

"追随你、并与你发生性关系的姑娘是否都是处女?"我问道。因为这是一个比较关键的问题。如果都是初恋的姑娘,她通常不会是性病患者或病原体携带者,帅哥也就没有被传染上的可能。

"有的是处女,有的不是。"他答道。

"那么,你现在有什么不舒服?"我继续问。

"感到阴部有些痒,还有些红。"他回答。

我检查了他的外生殖器,包皮和龟头轻度红斑,显然与他用热水、药水过度清洗有关。目前还没有任何患性病的迹象。

第一篇　性病诊室里的故事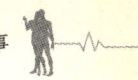

"你目前没有患性病,但是由于你的性生活对象并非都是处女,她们的情况你也未必都很了解,如果其中有的姑娘是性病患者,或者是性病病原体携带者,那么传染给你是可能的。由于各种性病都有潜伏期,在这样短的时间内未能表现出来完全是有可能的。有的潜伏期相当长,譬如尖锐湿疣的潜伏期就可以长达8个月。所以,在这一段时间内你都应该观察,如果发现异常情况应该及时来检查。"我详细地给他作了解释。

"是你看上姑娘,还是姑娘看上你呢?"我顺便问。

"是姑娘们看上我,当然我也看上她们,不然就不会发生那种事。"他回答得也很痛快。

"她们中有人问你要过钱吗?"

"没有。互相要过手机号码。"

"你是否有意思选择其中最满意的一位姑娘做女朋友,长期联系下去,甚至与她结婚?"

"不,不,不。我根本就没有这个想法,她们给我的手机号码我都没有留着。"

多情的姑娘们,你们是不是应该在这件事情上汲取一些教训?一个人的外表固然重要,更重要的是一个人的思想品质,是人的灵魂。当你把最珍贵的东西献给某个男人的时候是不是要慎重一点?

谁之错
——一位性病科医生的手记

20. 大学校园中的未婚同居现象

小朱今年20岁,是某大学二年级的学生,因为包皮龟头处起红疹怀疑得了性病而来就诊。经检查确定是因为经常用药水洗涤而引起的接触性皮炎,并不是性病。

大二学生来看性病,在我来看当然不能认为是一件正常的事,因为他正在接受高等教育,年龄尚小,没有结婚是肯定的。就他的文化水平,不会不知道性病是通过性生活传染的。他既然来看性病,那么他必定有过性生活。于是我便与他有了以下的一段对话。

"你有女朋友了?"

"是的。"

"你们有过性生活?"

"是的。"他回答得非常干脆、坦然,没有丝毫的不好意思。

"经常有性生活吗?"

"可以这样说,实际上我们已经同居了。"我听了不禁愕然。

"这很平常。"他显然看出我诧异的表情,继续说,"我们同学很多都是这样的。"

"真的吗?"我有些不信。

"真的。我们宿舍的6个男生中有4个有女朋友,都

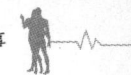

跟我一样。"

我已无话可说,只能将他所患的是什么病、是怎样引起的、该怎样治疗和防护,一一向他交代清楚了事。

事后我还是将信将疑,便向刚从学校毕业的青年医生了解,他们的同学中是不是也这样。不料,他们的回答竟如此地相同:"这很平常!"

我清晰地记得我在上大学的时候学校领导的一席话,他们要棒打鸳鸯!凡是在学校中谈恋爱的,将来分配工作时会给予惩罚。如今,时代变了……

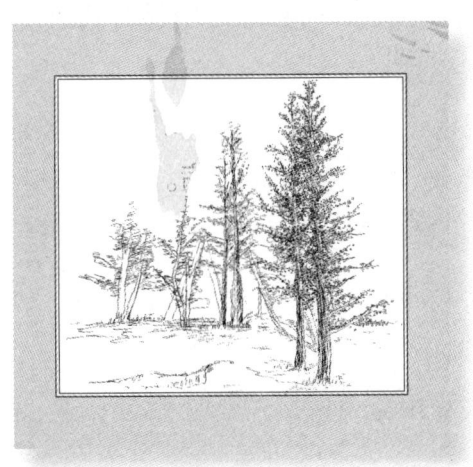

21. 自我放纵的后果

小赵,是某名牌大学的本科学生,家庭经济情况较好,手头比较宽裕,集体宿舍条件不好,自己便在学校附

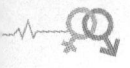
谁之错——一位性病科医生的手记

近租了一间房。这样,不但住宿的条件好了,而且也自由多了,不需要受学校太多的约束。

也许是因为太自由了,也许是一个人单独住着有时会感到寂寞,也许是因为当今闲散的青年女性太多,他很容易地结交了一些女朋友,经常约女朋友来他的宿舍玩。青年男女单独相处,不会有外来的干扰,而且现在的大学生对待性的问题又是如此开放,发生那样的事,谁也不会感到奇怪了。

他,终于出事了。他得了性病,而且不止一种。他小便时疼痛,尿道流脓,而且感到阴部剧烈瘙痒。他不得不到医院去找性病医生。

他向我讲了实话,我为他作出了检查诊断,他患了淋球菌性尿道炎,而且还有阴虱病。因为他是名牌大学的学生,具有相当高的智商和知识,所以我决定把从他的身体上取出的标本让他看看,让他见识见识,也好让他更好地接受教训。

我把从他尿道口取出的脓汁经过涂片、染色后,放在显微镜下观察,让他看看他被传染上的淋球菌。他看了,知道了是怎么回事,但是并没有多大的震动。然后,我又从他的阴阜、阴毛覆盖的地方,用镊子取出一个咖啡色的小痂,放在低倍显微镜下观察,只见有一个大螃蟹一样的动物,还活着,在爬动。这下可把他吓了一跳。

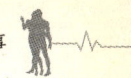

"这是什么?"显然他有点恐惧,脱口问道。

"这就是阴虱,是从你的女朋友那里传染来的,你看它的爪多么锋利,它紧紧地卡着你的皮肤,在那里生息繁衍,你能不痒吗?"我回答道。"你看有多么恶心人,你不感到与这样的女人干那样的事,与你的身份太不相称吗?"他无言以对。我为他治好了病,我相信他经过这件事后会接受教训的。

今后大学学生的自由度将会越来越大,对学生的引导和管理应该如何跟上确实是摆在教育部门面前的新课题。

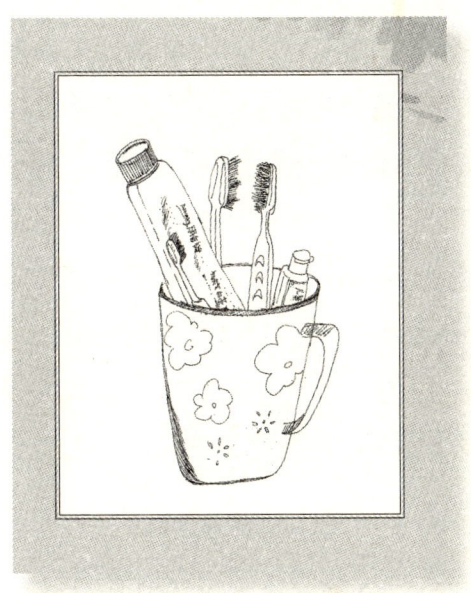

22. 有关阴虱病的医学常识

阴虱病是由于阴虱寄生于人体阴部及肛周而引起的瘙痒性皮肤病,它常由性接触传播,也可通过衣裤等物品间接传播。阴虱是感染人体的三种虱子之一,另外两种是体虱和头虱。阴虱生活史包括虱卵、若虫和成虫三个阶段。阴虱成虫的头角质坚硬,向前突起,含有锥刺,可刺破人体皮肤而吸取宿主的血;阴虱前腹部伸出三对足,第一对足细而长,后两对足有构型巨爪,适于抓住阴毛。如果离开人体,阴虱的存活不会超过24小时。

阴虱主要寄居于人体的阴部,但是也可侵犯腋毛、睫毛、头发等体毛。阴虱抓住毛干并刺入人体皮肤以吸取人的血液,它主要通过叮咬吸血及释放毒素而使人致病。阴虱病的主要症状是侵入部位瘙痒、丘疹、红斑。一些患者可无自觉症状,只发觉内裤上有铁锈色斑,常伴有其他性病。

治疗原则是清洗衣物,杀灭阴虱,痊愈前避免性生活。每周复查一次,通知性伴侣同时治疗。

23. 大学校园内的性问题

大学校园生活是人生最向往的、一生当中记忆最深刻的经历。大学校园的生活富有时代特征。在那抗战的峥嵘岁月里,北京、天津、南京、上海相继被日本侵略者占

第一篇　性病诊室里的故事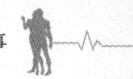

领，这些地区的青年学生随学校迁往西南，有的在昆明、有的在贵阳，他们一面学习科学文化、专业知识，一面参与如火如荼的抗日救国运动，男女爱情的事自然就放到了次要的位置上。

笔者是"文革"前的大学毕业生，在那讲理想、做贡献的年代，大学校园内谈恋爱不仅不被提倡，而且是被禁止或变相禁止的。还清楚地记得，我们年级领导明确地提出"棒打鸳鸯"的口号，即如果在校期间谈恋爱，那么在毕业分配的时候，将会受到一定程度的惩罚。当然，爱情的力量是巨大的，即使这样，也没有阻挡住校园内谈恋爱的现象，甚至还有在上学期间发生怀孕生子的个别现象。40年后我们回校聚会，不少在校期间谈恋爱毕业后结婚成家的，他们相濡以沫、家庭幸福。所以说，大学校园内实行"棒打鸳鸯"的政策是极端的，也是行不通的。

那么当前的情况如何呢？恕我直言，如今大学校园内未婚同居的学生太多了！我记录了10年前大学校园中的治疗医案，这对双方现在的家庭都是会发生影响的。2010年9月3日，在某报新闻版刊登了一则6名大学女生花了1年时间对5所高校的800名本科大学生对待"性"的态度调查，结果是：有11.6%的大学生有过性行为，69%的大学生介意伴侣曾有性行为；回答"如果恋人有性要求，你是否同意"时，认为视情况而定的占41.8%，同意的25%，不同意的32.5%；回答"性行为是否需要以爱情和婚姻为基础"时，认为需要的61.7%，不需要的19%，不确定的19%；回答"对非婚性行为的看法"时，53.9%的人认为应视情况而定，12.9%的人认为无所谓，24%的人反对，9.7%的人表示赞成。调查结果还显示，多数大学生掌握了一定的避孕措施和艾滋病传播的相关知识；近七成的大学生的性知识来自网络、家庭和课堂，由此可知性教育的薄弱。

从以上调查结果来看，今天的大学生对性行为持较开放的态度。因为如果恋人有性要求时，持同意态度的占25%，可以同意的(视情况而定)占41.8%，二者之和达66.8%，即占2/3，与对非婚性行为的持反对态度只有24%相一致，这与中国传统观念相左。可以看出在新时期，人们对性的价值观有新的认识，对此可以给出理解的态度；但是有一点需要注意，源于西方的"性解放"观念是不负责任的观念。

24. 值得深思的问题少年

近日接诊了几个患性病的职业高中在校学生，发人深省。

小张，今年才16岁，是某职业高中一年级学生。他爱好文娱，喜欢唱歌，经常出入歌厅。去歌厅几次之后就

第一篇　性病诊室里的故事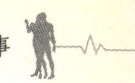

与在歌厅服务的李小姐"相爱"。小张是独生子,自然得到了父母的溺爱。尤其是母亲,对其更是百依百顺。小张与李小姐相爱的事母亲是知道的,只是说了儿子几句,并未明确表示反对,更未做深入的思想教育工作。

不该发生的事终于发生了。16 岁的小张,竟然与歌厅小姐"相爱"到发生性关系的程度。不久,他得了淋病,他母亲不得不陪着他来就诊。

看病时我让他的母亲回避,单独询问小张的病史,小张如实讲了以上情况。我明确告诉他这种病的传染来源及患这种病的危害,对此他却不太在乎,只是问我,这种病好治吗,能不能治疗彻底。

我当然也如实地告诉他,急性淋病是容易治愈的,是可以治疗彻底的。他听了很高兴,并说只要能彻底治好,钱花多少没问题。

他把母亲叫了进来,跟他母亲说,这种病是能治疗彻底的,而且竟要求母亲为歌厅的女朋友李小姐治好病。

小王,今年 17 岁,是某职业高中的二年级学生,也是独生子,家庭经济条件较宽裕。他经常出入歌厅和溜(旱)冰场,在那里结交女朋友。他很大方,常请女朋友进餐馆、逛公园。几次以后,就发展到发生性关系的程度。小小年纪,一年之中已经与 4 位"女朋友"发生过性关系了。他终于尝到了苦头。包皮、龟头上长出尖锐湿疣,经过多次微波治疗,才将疣体祛除。由于病变所长的部位感觉敏感,而且只能做表面麻醉。用微波烧灼治疗,疼痛是难免的。看他在治疗时的痛苦表情,是让人同情还是憎恶,是不是应该从痛苦中吸取教训?

从上面两个病例来看,学生家庭经济状况都比较宽裕,原本可以为学生创造良好的学习条件。但是,让青少年学生手头的钱太多也未必是件好事,这也值得家长们认真反思。

由于特殊的国情,在今后相当长时期家庭内独生子女占绝大多数,父母对独生子女如何去疼爱、如何进行家庭教育,这都是些大课题。而且,当今社会的性教育应当跟上时代的要求!

25. 教训

此处有条年代已久的旧街,街道两旁都是平房,听说这条街上有拉客的小姐。小王上初中时从家到学校常常经过此地,有时也看到有年轻姑娘在门口闲逛。对此,他感到好奇。现在初中毕业了,学校对他已经没有约束力,平时少言寡语、老实巴交、刚过16岁的他出于好奇心,想去探个究竟。

他走到这条街上,见有位姑娘站在门口。他看了姑娘一眼,正好与姑娘对上了眼神,姑娘马上上来和他搭讪,并拉着他的手让他进屋。小伙子就这样迷迷糊糊地跟了进去。进了屋,余下的事情就由不得他了,小姐很熟练地、三两下就把他弄到床上,满足了小伙子的好奇心,当然口袋中的钱小姐是不会给他留下一分的。

不到一星期小王身体出状况了,小便时感到火烧火燎的,接着从尿道口流出黏糊糊的脓液,把裤头都弄脏了。他慌了,不得不告诉他的母亲,于是由他的母亲和哥哥陪同来医院检查。

诊断非常明确,小王得了急性淋球菌性尿道炎,需要及时治疗,他的母亲和哥哥都感到不可思议。在他们看来,小王在学校里是好学生,在家里是好孩子,怎么能出这种事?

我顺便问了一句:"你爸爸知道了吗?"

小王和他的母亲、哥哥都说还没有让他爸爸知道,估计他爸爸知道了会揍他一顿的。第二天,小王和他的哥哥来告诉我,他的病好多了。虽然都想瞒着家中的权威,但是他爸爸还是洞察秋毫知道了小王的事,小王终究没能逃出那顿暴揍。

"你爸爸用什么揍的你?"我打趣地问他。

"用皮带抽的。"他和他的哥哥都笑了。

"该不该揍?"

"该！活该！"他很痛快地回答。

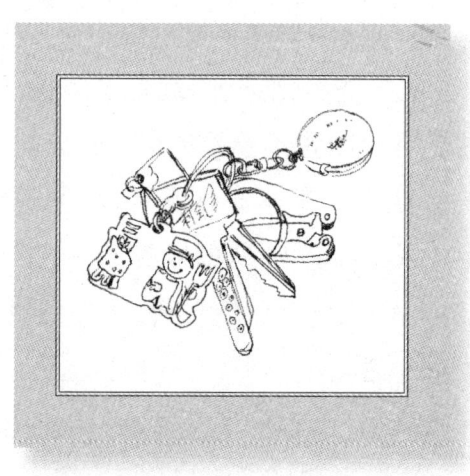

26. "父母忙"是借口吗

小孙,16岁,个子不高,也就是1米60多一点,剃个光头,看来他对什么都不太在乎。他后面跟着的是一个30岁出头的妇人,小孙说是他的婶娘,妇人说小孙是她的侄子。

婶娘是带侄子来看病的,侄子得的是尿道炎。婶娘对侄子的所作所为似乎很清楚,因为我把小孙的疾病诊断告诉她时,她表现得很平静,丝毫看不出有出乎意料的表情。侄子对婶娘也不生疏,他大大方方地让婶娘去交钱付费。

经过一番交谈才知道,小孙的父母都是商人,忙得

第一篇 性病诊室里的故事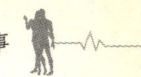

很,当然挣钱也很可观。他们无暇照顾孩子,所以就把小孙寄养在婶娘家。小孙虽然过了16岁,可初中都还没有毕业。小孙有一帮年龄差不多大的好朋友,整天在瞎闹瞎逛,婶娘哪能管得了,出了点事也就在意料之中了。

过了一段时间,小孙又出现在我的面前,还是由婶娘陪着,这次他患的是尖锐湿疣。这种病治疗起来比较费事,接连来了几次才痊愈。他对我们科室已经熟悉,经过长病、治疗,也长了见识,小小年纪,在与性病科打交道方面他已经是个老手了。

一天下午,我的诊室门口围着四五个十六七岁的小伙子,打打闹闹吵个不停。当我开门走进诊室后,他们都拥了进来,我赶忙招呼他们按照挂号的次序进来。不料其中的一个高声嚷道:"大夫,你不认识我了?我是五毒俱全的,来过几次了。"

我仔细一看,确实面熟;再一回忆,哦,原来是多次由婶娘陪同来看性病的那个少年!真没想到,他竟自称自己为"五毒俱全的"。难道"五毒俱全"还是值得夸耀的好事吗?不料,引发这群少年一阵哄堂大笑,有的甚至竖起大拇指说"真棒!"他们懂什么呢,还是一群孩子啊!

"怎么你又来了?"我严肃地问。

"这次不是我看病,是他看,是我把他们带来的。"他指指那位同伴,说道。

"看病的留下,其他都出去。"

我把他们让出去,把诊室门关上,一边询问病情,一边为患者检查,并了解疾病发生的原因。患者得的是淋病。这群少年经常在一起,其中还有女孩。有时他们还会与外来的小姐混在一起。

我实在替他们担忧,不知道他们的家长是不是知道他们的情况;即使知道了,像那位婶娘那样,是否还管得了他们。

家庭对孩子的教育绝对是重要的,父母不能光顾自己挣钱或忙自己的事业,一旦孩子变坏了,要矫正过来那就费事了。作为父母,千万不能掉以轻心啊!

27. 叛逆的姑娘

这是来自东北某大城市的姑娘。她,23岁,中等个子,匀称的身材,细白的皮肤,讨人喜爱的面庞,举止大方,再加上一套入时的衣着,着实令许多小伙子所倾倒。如果谁家有这么一个女儿,也会感到自豪。

这次她是投靠表姐而到这里的。但不幸的是,她患了不像她的外表那样惹人喜爱的疾病,她不得不到性病科来就诊。最近她发现阴部长出了一些疙瘩,虽然不痛不痒,但是她知道不是好东西。开始她买了洁尔阴药水,

第一篇　性病诊室里的故事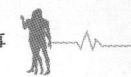

天天清洗，但是不见好转。心急之下，她用牙膏去涂抹。这一下可坏了，外阴红肿疼痛，走路都感觉困难，不得不来就诊。

经过检查，她的外阴除红肿是由牙膏而引起的接触性皮炎外，大、小阴唇及肛门周围还长有很多疙瘩，既有扁平、表面污浊的，也有肉色刺样的，经过抽血化验，证实她患有二期梅毒，根据皮肤病变的形态还合并有尖锐湿疣。看来，她患性病的时间已经不算太短了。

"姑娘，你已经得了两种性病，必须尽早治疗，不能再耽误了。"我对她说。

"能治好吗？"她担心地问。

"能治好的。"我说，"看来你不像是从农村来的，你怎么会到了这个地步？你家经济很困难吗？"

她告诉我，她是东北某大城市人，父母都有工作，家里不缺钱。她是独生女，母亲对她很好，很疼爱她，但父亲对她不好，她不愿意见到她父亲，看到父亲就感到别扭，因此常不在家。

"你是他的亲生女儿吗？"我奇怪地问。

"是的。他不喜欢我，他打我。"她答道。

"那么，你认为该不该打呢？"我认为她一定犯了错误，父亲才不得已而打她的。因为作为父亲来说，对于这么一个掌上明珠竟然动手打了，总归有着充分的理由，况且她现在患有性病，有着明显的过错呢，所以我脱口问道。

"他确实不应该打我，他不分青红皂白，不让我说话。"显然，她有些激动，对她的父亲仍然有些敌对情绪。

经过进一步交谈才知道，父亲打女儿的原因是，姑娘上初中的时候，有一次为一位很要好的女同学过生日，因为玩得太晚了，所以当晚就住在女同学家里没有回家。父亲对闺女在外面过夜非常恼火，在未让女儿说清缘由也没有调查的情况下就动手打了她。一向未受过委屈的、自尊心特强的女儿哪里受得了。从此，她憎恨父亲，不理父亲，不愿意见父亲，而且经常住在同学家，不再好好上学。初中毕业后干脆就在社会上混，以至于到了今天的地步。她认为，她这样做是对父亲的报复。你不是不让我在外面过夜吗，我偏在外面过夜；你不是怕我学坏吗，我偏学坏了，你能怎么的！

不得不承认，这是家庭教育失误的一个悲剧。要是她从小就有受过一些挫折的经历，有良好的心理素质；要是父亲不是那么粗暴，而是采取亲密交流，晓之以理；要是父母在女儿已经出现明显逆反心理的时候，引起足够重视，采取一些补救措施，也许会是完全两样的结局。

现在重要的是使姑娘能得到正规有效的治疗，而且治疗痊愈之后，彻底与不良行为决裂，重新回到正常的生活中来。

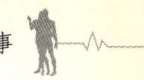

我问她:"你的目的是报复父亲,但是现在得病的是你自己,受痛苦的是你自己,难道不感到你这种报复行为害了你自己吗?"

她显然有些后悔。我劝她回家,回到父母的身边去,与父母好好交流,取得父母的帮助,彻底地把病治愈。要理解父母的心情,没有哪个父母不疼爱自己的子女,何况她还是个独生女呢!

不管怎样,起码她口头上已经接受了我的建议。当父母的,对子女的教育切不可掉以轻心,不然会酿成大错。但是,现在对独生子女的教育有时也会感到很困难,不管不行,管多了也不行;有些事不说不行,说轻了不顶事,说重了又顶牛,为人父母难啊!

28. 青春期阶段的性问题

性的逐渐成熟是青春期的主要内容,少男少女心理上出现了对异性了解或交往的渴望,对性的差别非常敏感,对性的问题兴趣浓厚。青春期的心理特点是动荡和不稳定,他们对于自己和整个世界都充满好奇心与探索意识。由于还没有形成牢固的心理模式,所以很容易受外界的影响。他们对文学作品或文艺节目中有关性现象的描述极为敏感。如果这些作品格调高雅,他们将从中受益；但若属于低级黄色的，则会对他们产生极坏的影响，甚至会诱导他们犯性罪错。

早恋，就是过早谈恋爱，严格地说，应当称为青春期恋爱。根据我国的情况，早恋多指中学生时期的恋爱。从性心理发育来看，中学生情窦初开，充满幻想，渴望与异性接触。从环境来看，校园内丰富多彩的学习和文体生活，使少男少女们朝夕相处；当发现与自己理想中的偶像相近的异性时，倾慕之情自会悄然而生，加之社会大环境的影响，出现青春期恋爱现象是不足为怪的。早恋的小恋人们只是追求心理上的满足、精神上的愉快，多不考虑今后是否结婚的问题，因为对他们来说，结婚是非常遥远的事。

有的也许会相互表白要爱一辈子，但这也仅仅是精神上的承诺而已。早恋者或多或少都有一种自豪、优越感，他们可能是某一方面的佼佼者，在恋爱方面也敢打头阵，起带头作用，并以此为荣。早恋在中学生中有一定的感染力。争相效法，模仿的结果，有可能使大部分人进入早恋状态，没有这种关系的人却被视为落伍者，甚至上演2010年3月23日某报报导的"破处门"闹剧。在该报配发的《新闻述评》中称，为什么在青少年当中性罪错发案率如此之高，受访的教育界人士和心理学专家均认为原因是多方面的，其中与我国性教育的缺位和匮乏不无

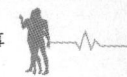

关系。有专家说,改革开放30年来,我国在性教育方面仍是步履蹒跚,仍是一个大空白。事实证明,对青少年开展青春期性教育已迫在眉睫。

还有如《寄养在婶娘家的侄子》所讲述的,有些家长只顾赚钱,而疏于对子女的监管和教育,使处于青春期的子女在性方面出现严重的问题。

青少年对性的放纵,不仅影响他们精神和躯体的健康成长,而且造成性病传播、少女怀孕、未成年女孩生孩子的现象,以致人工流产已经成为某些医院的主要财源。

29. "花"老头

站在我面前的是一位典型的70多岁的农村老人,头发及胡须都是白色的,驼背弯腰,满脸皱纹。他不识字,手中拿着一张字条,是凭这张字条问路,才找到我的诊室的。

他把字条递给我,同时告诉我他是来看性病的。我看了一下字条,上面写着"到性病科看病"几个字。面对这样一位老人,我不觉笑了,便有了下面的对话。

"你知道什么叫性病吗?"

"不知道。"老人摇摇头说。

"那么你怎么跑到我这里来看性病呢?"我还是笑着问他。

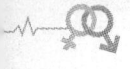

谁之错
—— 一位性病科医生的手记

"是他们告诉我要来看性病的。"老人一本正经地回答。

我心想,这些人真不道德,怎么可以拿这样的老人,用这种方式开玩笑呢!

"他们是跟你开玩笑的。得性病是那些"花心"的人,干那些事才会得病的,你老人家怎么会得性病呢?"我满以为经过这样解释与他的谈话就可结束了。

令人惊奇的是,老人竟说他干了不正经的事,他们才让他来看性病的。我感到意外,感到不可思议。但是,老人既然是这么说了,我就必须认真地为他诊病了。这时我才感到判断错了,以上与他的谈话都是多余的。

经过交谈得知,老人今年73岁,是市郊某镇的农民,由于市郊经济比较好,他每月还可以领到一点退休金,现在住在光荣院里。所谓光荣院就是养老院。老人虽然看去苍老,但身子骨还可以,每天都要出光荣院到周围走走。光荣院附近、公路旁有多家餐馆和小旅店,接待来往汽车司机们食宿。老人竟去光顾这样的路边店了。

"你常到那里去吃饭?"我问。

"不,吃饭在光荣院,到那里只是去玩玩。"他说。

"你在那里干不正经事了?"

"嘻嘻。"他笑着点点头。

"是找小姐了?"

"嘻嘻。"他又点点头。

第一篇　性病诊室里的故事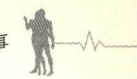

这可真是个"花"老头。我仔细端详着他,他的样子实在太苍老了,我不禁又问:

"你行吗?"

"嘻嘻,还行。"看来,他的脑子并不糊涂,对我的问话听得很明白,回答得也很干脆。

我只得详细地问病史,了解有无性病的症状,认真地作检查,看看有没有性病的表现。最后我告诉他,目前还没有传染上性病,但是还要注意观察,因为有些病的潜伏期是相当长的。我还告诫他,不要干这样的事了,要是真的得了性病,不但痛苦,而且治疗起来是要花很多钱的。

他走了,也许他能听我的劝告,但有谁能保证他不再去路边店呢?因为路边店还在,店里的性服务营生还在,而"花"老头不是说他还行吗?再说,路边店里的小姐会不会为他口袋中那点退休金再动脑筋呢?

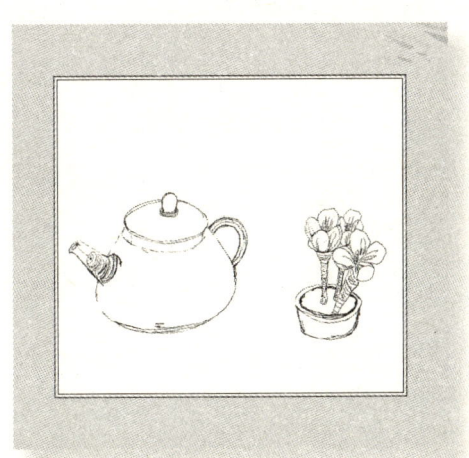

69

30. 七旬老妪的哭诉

这是一个 70 岁的普通老太太,她因外阴长了疙瘩先去妇科看病。妇科医生拿不准长的是什么病,切下一个疙瘩送病理科做病理检查,结果病理报告为"尖锐湿疣"。于是,妇科医生让她到皮肤性病科做治疗。

老太太并未直接到皮肤性病科来,而是把病理检查的报告单带回家去了。儿子看了报告单,见是尖锐湿疣,顿时火冒三丈,厉声问道:"你怎么会长这种丢人的病?"

原来老太太儿子有个同事长过尖锐湿疣,知道这是一种性病,是干了见不得人的事传染上的,花了很多钱才治好。70 岁的老母亲,竟然也长这种见不得人的病,他的脸往哪搁?越想越生气,把老太太说了一顿。

老太太哭了一夜,一早就来到医院,一上班就进了皮肤科门诊,接待她的是一位青年医生。老太太见医生后一张口就哭了,把她的情况哭诉了一遍,并说:"今后生活怎么过?怎么在儿子、媳妇面前做人?"

青年医生感到比较难以处理,把她带到我这里来,并简单地向我介绍了情况。老太太站在我的面前依然在哭。我招呼她坐下,让她先别急,慢慢地说。她又把在妇科怎么看的病以及家里发生的事详细地诉说了一遍。她还告诉我,她的丈夫在她 52 岁的时候就去世了,一直守寡到现在；她有 3 个儿子,都已娶了媳妇,并且有孙子、孙女。最后,她回过头去对站在她身后的青年医生说了句:"不知道你结没结婚",然后又扭过头来对着我说:"他爸(指她的丈夫)去世之前就不行了,没有两下就完了,这么长时间我都忍了,我现在怎么还会干那事?"

我给她解释,首先我们还要再检查一下,是不是尖锐湿疣。如果是尖锐湿疣,我们就给你做治疗;如果不是尖锐湿疣,就做另外处理。反正有病了,就应该治疗。至于尖锐湿疣,它确实属于性病,但是不是非要干那事才会得病的,也可以通过其他途径传染。你儿子可能不懂,我们可以给他解释。

"大夫,你一定要给我儿子、媳妇讲讲,说我是清白的。"她哭着恳求道。

"完全可以!"我肯定地回答。

我们给她做了检查,发现不但外阴有尖锐湿疣,而且肛门周围也有尖锐湿疣。我们给她做了治疗。

第二天,她心情平静多了,带来了三儿媳,说老大、老二的媳妇没有时间,就由三儿媳作代表。我告诉她的三儿媳,老太太是清白的,她得的尖锐湿疣是由污染物传染的。三儿媳连连点头说:"是!是!那么大年纪了,哪有那些事。"

两个星期后,老太太又特地来告诉我,她又到其他医

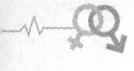

院去看过了,他们说,她的病是糖尿病引起的。我连称"可能!可能!"

这么大年龄了,给她把病治愈就可以了,至于疾病引起的原因又何必去追根究底呢?

31. 老菜农的恐惧

站在医生面前的是一位头发花白,四方脸,矮胖,不善言语而且腼腆的65岁菜农。他已经到过多家医院检查性病,但各家说法不一,没有确诊。有的给药治疗,说是性病;有的却说他一个老实巴交的老农民,哪来的性病,真是庸人自扰。

我招呼他坐下,让他慢慢地说。他红着脸,只是要求检查性病,对我的提问却闭口不谈。我只得向他说明,性病不是谁都会得的,如果没有得性病的条件,也没有性病的症状,那就不必检查了。

他终于开了口,吞吞吐吐地说:"小姐拉过我的手。"

话题已经打开,也就可以进一步交谈了。"小姐怎么会拉你的手呢?"我问。

"我走到那条老街上,有个小姐就上来拉我的手。"他答。

"女人拉拉你的手没有什么大不了,那样也不会得性

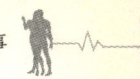

病的,用不着做性病检查。"我说。我认为他太缺乏这方面的知识。

"她拉我进了她的屋。"他涨红了脸,终于说出了这关键的一句。

"那你与她发生那种事情了?"我追着问。

"我不知道。"他还是那样红着脸。

"有没有跟她做过那事你怎么可能不知道呢?"任何人听了都会感到奇怪的,我好奇地问道。

"我没有进去啊,她给我戴套的时候我就流出来了。"他的脸涨得更红了。

事情已经很清楚了,起码他与小姐已经有了接触。我给他做了相关检查,但是未能发现有性病的证据,只能让他继续观察,并且忠告他与老伴做爱时要采取安全措施。

过了四个星期,老菜农又来了。我以为他是因为出现性病的症状才来看病的,哪知他还是要求检查。这次他倒是坦诚地告诉我,他又去过小姐那里两次,是他主动去的,找的还是那位小姐。

我陷入了沉思。看起来老实巴交的老农,自从有了一次被动的经历之后,居然会主动再去嫖娼。看来嫖娼也如吸毒一样,会使人产生扭曲的心理。善良或好奇的人们,千万要远离嫖娼,否则会陷进去而不能自拔。

32. 征婚的陷阱

薛女士今年已经 65 岁了,但看上去显然比她的实际年龄要年轻得多。白净的脸庞上并没有出现多少皱纹,没有臃肿的肚皮,仍然保持着女性特有的曲线。一头乌黑的头发,虽然是染过的,却也使她显得更为年轻。加上穿戴打扮得非常得体,如果告诉别人她才 50 多岁也没有人会怀疑。

薛女士年轻时爱好文娱活动,能歌善舞,善于交际,在校时常被人称为"校花"。她在上高中时就与长得很帅气的邻居相爱了,这位帅哥比她大 3 岁,当时已经在某重点大学就学,在校学习成绩骄人,家庭出身也好,社会关系中也没有"被专政的对象",更没有"海外关系"。毕业时,经过严格的挑选,帅哥被分配到一家"保密单位"工作。这样的单位名称和所在地是保密的,通信邮寄时只能写单位的代号,一旦到这样的单位去工作,就可能会有与世隔绝的感觉。但是在那个年代,人人都讲奉献,在这样的岗位上工作非常光荣,让众人羡慕,薛女士也为有这样一位恋人而感到自豪。

薛女士高中毕业后考上了大学专科班,虽然在校学习时间只有两年,但是待她毕业时他们的爱情已经经历了漫长的岁月。所以,毕业典礼后,尚未到工作单位报到

第一篇 性病诊室里的故事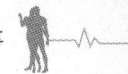

她就与恋人登记结婚,当然结婚后是分居的,并且是长期分居。

薛女士被分配在一家大型国有企业的机关上班,由于她有文娱活动的爱好和天赋,很快被吸纳到机关工会部门当干部。从"干事"到"副科""正科""副处",临退休时被提升为"处长",她是以"处长"的身份办理退休手续的。

薛女士与丈夫虽然长期分居,但是也获得了二男一女的理想成果,而且还将子女都培养到大学毕业,现今在事业上都算是比较成功的人士。女儿是老大,现今是资深记者,两个儿子都是医生,其中小儿子正在美国深造。但是薛女士的夫妻生活却不甚满意,年轻时长期分居,一年中只有丈夫休探亲假的一个月时间才能享受夫妻生活。直到50多岁,丈夫才从"保密单位"调回来,结束了长期分居的生活,但是此时的丈夫已经失去了当年的风采,性功能已经不行了,患上了勃起功能障碍("阳痿症")。

一年前,丈夫去世了,子女都有他们自己的家,她感到寂寞,而且她还感到有那方面的需求。于是,她对资深记者的大女儿,倾诉她一生中在夫妻生活方面的痛楚,情到深处还流下了眼泪。女儿也已经40出头了,同样都是女人,她理解母亲,而且新潮的女知识分子思想都比较解

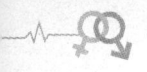

谁之错
—— 一位性病科医生的手记

放。于是，她动员母亲再找一个伴侣，她甚至陪伴母亲到一家婚姻介绍所去征婚。

母女俩来到一家婚姻介绍所，一位中年女工作人员接待了她们。女儿主动地为母亲填写好征婚表格中的各项内容，工作人员接过表格，指着征婚人向代写人问道："她是您的什么人？"

女儿说："她是我的母亲。"工作人员看了征婚表格中的年龄一项填写的是65岁，笑着对征婚人说："我真看不出您的年龄，更没有想到你们是母女关系，刚才我还以为你们俩是姐妹，是妹妹来帮姐姐征婚呢！"三个女人都笑开了。临别时工作人员热情地告诉母女俩，一旦有合适的人选一定马上通知她们。

三天后，65岁的退休女干部接到了婚姻介绍所工作人员打来的电话，说："有一位国有企业在职干部，新近丧偶，前来征婚，我们看过他的身份证和工作证，他的年龄比您要小一些，但他说他对年龄不在乎。其实，在我看来，您的年龄虽然大一些，但长得年轻；他的年龄虽然小几岁，但是比较老相，所以也算是般配吧。"最后问道："您是否有见面的意向？"

退休女干部接到电话后有些激动，但她克制住兴奋的情绪，回话说："这个情况我还要与女儿商量商量。"

母亲拨通了女儿的手机，如实地转达了婚姻介绍所

第一篇 性病诊室里的故事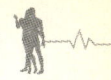

来电话的情况,征求女儿的意见。女儿思想很超前,说:"男人对女人年龄比他大都不在乎,你还顾虑什么,见见再说呗!"

于是,退休女干部给婚姻介绍所回了电话,表示可以先认识认识。接着,在婚姻介绍所的安排下,他们俩在一处公园中见了面,相互介绍了各自的情况,因为婚姻介绍所都已经看了双方的证件,所以对对方的身份问题都没好意思再进行确认。

一个年轻,"新近丧偶";一个长期夫妻生活不满意,双方对那件事似乎都有比较强烈的愿望。同时,女干部独居,又有那样的条件。于是,在第二次约会时女干部就把中年人领回家了,并且有了第一次"性生活"。中年人说来得匆忙,身上未带分文,女干部则表现得十分慷慨,当即赠与对方500元钱。两人临别时竟依依不舍,相约电话联系。如此先后相约了4次,每次都约在女干部家中,每次也都有"性生活"。

但是,就在前两天,女干部接到了中年人的电话,声称自从与她有了"性生活"之后,现在一家医院已经查出"淋病",需要治疗,并表示暂时不见面了,还让她也到那家医院去检查。因此,这位退休女干部才到我们医院性病科来做检查。

性病科的医生听完薛女士陈述的情况,为她做了详

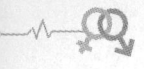

细的检查和化验,结果各种检查和化验的结果都呈阴性。最后的结论是没有查出有淋病或其他性病。当薛女士听到这个结论后不觉惊呼:"我上当受骗了。"

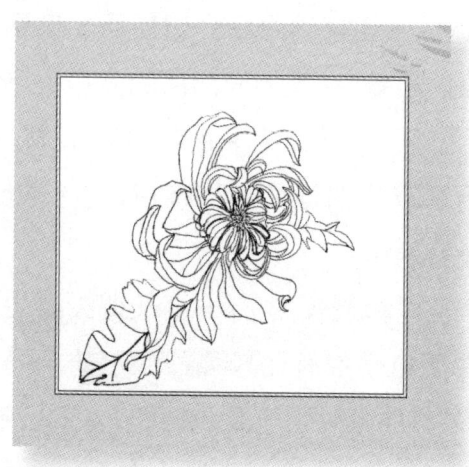

33. 寂寞的老年人

这是一名退休干部,原是某企业机关的一个副科长,现年63岁,身体健康。退休之后,他一直在家闲着,没有再找点活干干。子女都已成家各忙自己的去了,家中只剩下他和老伴。太闲了,总会感到无聊,终于干上了嫖娼的勾当。他知道要进行防护,每次嫖娼时都戴上安全套,但是屡屡失败,已经两次染上淋病到我的性病诊室就诊。每次我都对他进行劝告,他都表示后悔,声称不再干了。

今天他又来了。

第一篇　性病诊室里的故事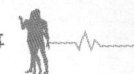

"怎么,又犯病了。"我问。

"没有。"他回答。

"没犯病你来找我干什么呢?"我接着问。

他迟疑了一会儿,张开口,却又没说话。我明白了,他是有难言之隐来咨询的。

"现在只有我们两个人,有话你尽管说。"我提示他。

"大夫,真不好开口,除了戴安全套,还有没有其他方法?"

他终于说明了来意,他是特地来咨询安全嫖娼的措施的。

"没有!唯一的办法是远离小姐,洁身自好。"我很明确地回答,并问他:"怎么?你难道离不开小姐了吗?"

他笑笑,没有正面回答。

"你老伴呢?她没有这方面的要求吗?"我试探着问。

他还是笑笑,只是说了声:"她不行。"

事情已经明白,老伴已经满足不了他的要求。

关于老年人的性生活问题,是值得做深入研究的课题。按照保守的观念,老年人是不能谈论性问题的,否则就会被人骂作"老不正经"。很多人都认为老年人不会有性的要求,尤其是女性认为年龄大了,不应该有性的要求,因此常常即使有了性欲望也会被自己的这种认识所抑制。这种认识显然是不对的。老年人有适度的性生活,对于身心健康应该说是有益的。但是,老年人性生活应该在遵守法律和道德准则的范围内和谐地进行。

现在有些老年人,由于社会地位或经济条件处于优势位置,常常有更多的机会接触青年女性。在这种情况下,这些人应该自律,洁身自好;否则,可能使其性欲随着性刺激的增强而增强,以至于打破了原有性生活的和谐,有的甚至会达到了性放纵的地步。这样做,不仅对其本人有害于身心健康,还会破坏家庭的和谐稳定,有的甚至引发犯罪,破坏了社会的正常秩序,因此这种情况是应该警惕的。

我还是奉劝这位退休干部,为了家庭和社会,也为其本人的身心健康,不能再继续嫖娼了,因而也没有必要再打听或研究安全嫖娼的方法了。一句话,还是洁身自好!

34. 老年期的性问题

50岁以后,由于性生理功能逐渐减退,性欲逐渐减弱,心理上对性交的要求下降,这在老年人(60岁以后)尤为明显。虽然老年期性功能减退的过程是相当缓慢的,但是很多男子都会为自己性功能衰退而担忧,导致性功能自疑症的出现。有些人会在性机能衰退时伴有性欲增

第一篇　性病诊室里的故事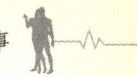

强,当他们面临生命的黄昏时,昔日的记忆仍会燃起他们心中的欲火,但已无法保持往昔的雄风了,女性也失去了她们往昔的风韵。于是,他们感到十分痛苦,精神上承受着双重压力。

一般来说,由于生理功能衰退,同时加上传统观念的影响及对健康的顾虑,老年人的性生活,除适度的性交行为外,更重要的是感情上的彼此依恋和扶持。老年人害怕孤独、寂寞和冷落,需要配偶的关心、爱和被爱。这种感情上的强烈依赖性,是中青年人体会不到的。老年人的性欲容易得到满足,除性交外,其他性爱方式也会使老年人的性欲得到满足。

人们常常认为,性事是属于年轻人的事,倘若老年人涉及诸如恋爱、再婚之事,则常常成为人们的笑谈。其实,60岁以上的老年人仍然有性方面需求,并非是个例。单身老人也有追求自己性幸福的权利。在条件相应成熟的情况下恋爱、再婚是很正常的,决不能把他们看成"老不正经",尤其是单身老人的子女,对他们应该理解和支持,不要横加干涉。

但是,有一句话说得好,即"人生如舞台,庄严体面的退场和光亮隆重进场同样精彩"。人到老年,性生理功能会逐渐减退是自然规律,应该正视它、顺应它,既不能强求,也不必恐慌。对于色情的诱惑应该远离,不要上当。

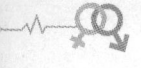
谁之错
——一位性病科医生的手记

据一份老年报刊所载,东北某个城市,曾出现一位40多岁的妇女,以谈婚论嫁的方式专门招揽老年人,有很多老年人上当受骗,对这样的事情要提高警惕。

35. 性病引起的心理问题

性病是在性行为过程中被传染的。一般来说,如果是一对原配的夫妻,互相忠诚,就不会得性病。所以,得了性病,总归是一种伤害,因而性病患者产生的心理方面的问题会多一些,反应会强烈一些,而且产生的心理问题和强烈程度与患者的性格、生活态度密切相关。

（1）性病患者就诊时的心理状态。

对于一个受教育程度不高、性格开放、生活态度尤其是对性行为态度不够严肃的人来说,患性病就像得了感冒一样,来诊室看病时没有丝毫的愧疚。在采集病史时他会将诸如嫖娼这样的事付之一笑,直截了当地承认了。但是对于一位为人师表的、生活态度严肃尤其是对待性生活持保守态度的人,诸如前面提到的中学教导主任来说,到性病诊室来看病其心理状态是极其复杂的。首先会表现出害羞,说话吞吞吐吐,并且表现出忐忑不安。当问到他是否有过婚外性生活时,他想否认,但又怕不提供真实情况而耽误了诊断,态度十分暧昧和犹豫。在医生明确告诉他所患的是性病时,他无奈地承认了有个情妇。那一刻,他的表情会显得十分难看,真是无地自容啊!在诊室里的故事中具有同样表情的还有被老板拉下水由老伴陪同来诊室就诊的一位退休高级工程师,他在医生和老伴之间默默地站立着,一言不发,任凭老伴代他陈述病史、医生对他进行检查,真是呆若木鸡了,早知今日何必当初呢!

(2)患者被确诊为性病时的心理反应。

有些患者对性病了解得不够,认为性病都是像淋病那样打一针症状就会消失,他会表现出无所谓。对于大多数只知道得性病不光彩的患者,开始对医生的诊断会拒绝和否认,有的甚至反应非常强烈,以至于与医生发生争执。有的患者把性病与艾滋病等同看待而表现出异常恐惧。那些偶尔失足而染上性病的人,则担心会传染给家人而内心受到强烈的自责,寝食不安甚至产生了心理危机。

(3)患者确诊得了性病并接受治疗后的心理。

当患者被确诊得了性病并接受治疗之后,一系列的问题摆在面前:这种性病能否治愈?怎样保护家人不被传染?一旦家人知道了怎样面对?……如此沉重的思想负担促使患者焦虑不安,忧心忡忡。长期的自责、忧郁,严重的也可以产生心理危机。

(4)性病患者的行为异常。

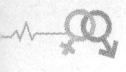

上述心理改变可以出现一些行为异常。最常见的是情绪低落或烦躁,希望能尽快治愈而频繁或盲目求医以致适得其反,更加重心理负担。同时,会出现食欲缺乏、失眠、头痛、头晕等症状,甚至产生自闭或自杀的念头。

36. 不合逻辑的逻辑

来找医生看性病的理由多种多样。坐在性病医生对面的是一名27岁的已婚女子,自称是从外地与丈夫一同来打工的。丈夫喜欢打牌,经常晚回家。有一次,她被坏人强暴了。她去某医院妇科就诊,医生说她患的是"真菌性阴道炎",是传染来的,并给她做了"激光治疗",花了不少钱。从此以后,她不敢与丈夫过性生活,现在已经影响夫妻感情了。当医生问她被强暴后是否向公安部门报过案,她却说不敢报案,怕丈夫知道后会与她离婚,现在到医院找性病科医生诊断,看看是否得了"性病"。

这番话医生听起来感到有些疑惑,妇科医生诊断为"真菌性阴道炎",不应用抗真菌药物却采用"激光"治疗;遭坏人强暴后不是首先向公安部门报案,而是去找医生,看是否得了妇科病或性病。不符合逻辑啊!

细想起来,现在不合逻辑的事情实在太多。患者去医院,尤其是那些医生的报酬与其业务收入紧密挂钩的

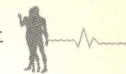

医院,滥用医疗技术的情况大有人在。妇女被强暴后为顾全面子而不报案的为数也不少,而到性病科来就诊的患者中,乱编瞎话的也比比皆是。这些事都不是我们医生所能管得了的。

作为一名医生能做到尽职尽责地为患者服务也就行了。于是,我给她做了包括阴道真菌在内的各种有关性病的检查,结果均未查出阳性情况。最后我告诉她,现在没有发现你得性病的证据。出于医生的本能,我还是向她提出了忠告:遭坏人强暴应该报案,以免让坏人再作案,继续危害社会;预防性病的根本是夫妻双方都要洁身自好,得了性病之后则应该到正规医院找经过正规训练的专科医生诊治。

37. 早婚丈夫和重婚丈夫

李姑娘今年只有22岁,却已经有了两任丈夫和一个女儿。但是为什么还称她为李姑娘呢?这是因为两个男人虽然都是她的"丈夫",但都没有办理过婚姻登记手续,所以从法律层面来说,她还是一个未婚的姑娘。

李姑娘出生于河北农村,父亲是农民,以养鸽子为业,收入比种地的要多一些。但是河北农村比起京郊来,经济发展速度和生活水平还是要落后许多。李姑娘的姑

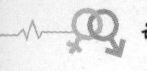

谁之错
—— 一位性病科医生的手记

妈早早地就嫁到了京郊,已经生儿育女了。李姑娘初中毕业后,从姑妈那里了解到京郊近年经济发展很快,很多工厂在招聘工人。于是,李姑娘投奔姑妈,来京郊打工。工厂虽然提供食宿,但因为姑妈的关系,打工之余李姑娘常来姑妈的村子玩。时间长了,与村子里的人也就熟悉了。

姑妈村中有位姓张的小伙子,与李姑娘同岁,也是初中毕业,两人见面的时间多了,便谈起了恋爱。姑妈认为两人还算般配,便从中与双方家长撮合得到了认可。于是,就按照乡间民俗举行了婚礼,办了酒席,男方就把李姑娘娶回家了。但因当时两人都才刚满20岁,不够结婚年龄,就没有办结婚登记手续,一年后李姑娘生下了一个女孩。可是她的公婆重男轻女的思想非常严重,对儿媳没生孙子很不满意,导致李姑娘的早婚丈夫也不满意。女儿出生100天的时候,李姑娘的早婚丈夫竟不辞而别,离家出走,把她们母女两人抛弃了。

22岁的李姑娘找不到她的丈夫,"公婆"以儿子与李姑娘结婚没有办理结婚登记手续,是不合法的婚姻为由,拒绝抚养孙女。李姑娘单身一个人,带着一个女婴,真够可怜的。于是,在她的生活中又出现了第二个男人。

这第二个男人朱某,35岁,已婚,还有一个10岁的男孩。朱某原来就与李姑娘的早婚丈夫熟悉,平时有来

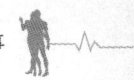

往,当然也早就与李姑娘认识了。自从李姑娘的早婚丈夫张某离家出走后,朱某就常到李姑娘家来,提供一些帮助。经过一段时间,朱某与李姑娘同居了,他们的关系已经变成了事实上的"夫妻",朱某成为李姑娘的第二任"丈夫"。但是因为朱某是有妇之夫,是不可能与李姑娘正式登记结婚的,不然他就犯重婚罪了。

这朱某是个花花肠子,有过嫖娼和患性病的经历。这几天,他又出现尿道炎的症状了,于是他带着李姑娘一起到性病科来检查与治疗,说李姑娘是他的妻子,而且还谎报了李姑娘的年龄,说她已经28岁了。

经过检查和化验,男的患有淋病和非淋球菌性尿道炎,女的患有淋球菌性宫颈炎和非淋球菌性阴道(宫颈)炎。

……

《婚姻法》是国家的一部重要法律,没有按婚姻法的规定办理结婚登记手续的婚姻是不受法律保护的。李姑娘及意欲早婚的人都应该从中接受教训。

38. 我国《刑法》中与"性"有关的犯罪名称

我国《刑法》第一百五十二条 走私淫秽物品罪
第二百三十六条 强奸罪

第二百三十七条　强制猥亵、侮辱妇女罪

第二百四十条　拐卖妇女儿童罪

第二百四十一条　收买被拐卖的妇女儿童罪

第二百五十七条　暴力干涉婚姻自由罪

第二百五十八条　重婚罪

第二百五十九条　破坏军婚罪；强奸罪

第二百六十条　虐待罪

第三百零一条　聚众淫乱罪

第三百五十八条　组织卖淫罪；强迫卖淫罪

第三百五十九条　引诱、容留、介绍卖淫罪

第三百六十条　传播性病罪

第三百六十一条　特定单位的人员组织、强迫、引诱、容留、介绍卖淫的处理规定

第三百六十三条　制作、复制、出版、传播淫秽物品牟利罪

第三百六十七条　淫秽物品的范围

39. 包养"二奶"是否就不会得性病

20世纪末社会正值转型，由计划经济向市场经济转变，许多高智商、善思考、懂经营的机关干部放弃从政仕途，毅然下海经商，不乏成功而成为大款者。

第一篇　性病诊室里的故事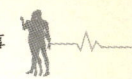

某名牌大学经济管理系的高才生邢某,毕业后就在国家机关工作,不到5年时间已官至副处长,在很多人看来,其前途无量。但是在那种大环境下,他把握时机,毅然下海经商,注册了一家公司,自任董事长兼总经理。由于经营有道,资产积累犹如滚雪球似的,不到3年资产已达数千万元,每年的净收入至少可达数百万元。

当时社会上有句流行语:"男人有钱就变坏,女人变坏就有钱。"虽然不都是这样,但也的确是某些人的真实写照。

邢某的原配妻子是他大学的同学,毕业后被分配在一家大型国有企业做技术工作,工作稳定,收入也颇丰。邢某当时下海时得到了妻子的全力支持,妻子说:"你大胆地去闯一闯吧,万一不成功,家里还有我呢,凭我的工资也能养家糊口。"所以邢某成功的"军功章"也有妻子的一半。

但是邢某成为富豪后并没有感激妻子。他事业成功了,口袋中有钱了,追随他的女人也多了,他飘飘然了。35岁的他,竟养了4个情人,分别给她们买了住房,时髦地包起了"二奶"。这四个"二奶"中只有一个是离婚的,那是他与妻子两人的同学,其他3个都是年轻未婚的姑娘。

邢某要应付连同结发妻子在内的5个年轻女性,有

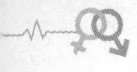
——一位性病科医生的手记

时也会感到力不从心,总归会使其中的女人感到被怠慢、不满意,而又在外面找别的男人。

邢某自认为他与被包养的"二奶"性生活是安全的,其实不然。这不,邢某终究还是到性病科来就诊了,而且还是属于经典性病中会产生严重后果的性病——梅毒。这种病如果早期不经过彻底治疗,到晚期会发展成心血管梅毒而致死,也可以发展成神经梅毒而变成"白痴"。

按照性病防治原则,邢某应该把5个性伴都带到性病科来检查。他虽然口头上答应了,但终未兑现。我想,他现在面临如此尴尬的局面,尤其是如何面对他的结发妻子、如何面对逐渐长大的儿子。

性欲是人类的本能,获得性欲的满足无可厚非。但是,任何一个人都存在于社会中,任何事都应该受到法律和道德的约束。不能自以为有权势或富有钱财,就可以放纵自己的欲望,否则将会受到自然规律的惩罚,闻者应足戒!

40. 单身汉"快乐"吗

现代社会中某些人,声称已经看透了人生,认为人活着不就是为了享受生活吗?什么"不孝有三,无后为大",那是封建的传宗接代的旧思想;什么"养儿防老,积

第一篇　性病诊室里的故事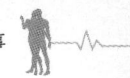

谷防饥",那是旧社会的老观念。他们甚至把"生儿育女"看成是傻瓜才干的事,何必要去为社会承担那份养育子女的繁重义务?

正当年的单身汉姜某就持这样的观点。他不愿意承担养儿育女的义务,却沉迷于享受性生活的快乐。不想结婚,却同时与4个女人在"谈恋爱"。这是他得了淋病后来医院就诊时,对性病科医生的"坦言"。他还当着性病科医生的面,根据医师提供的淋病发病的潜伏期掰着指头在计算,究竟是与哪位"恋人"享受性生活时出的事……

张某今年34岁了,能说会道,有一份稳定的工作,收入也不错。他不是找不到合适的对象,也不是缺乏承担家庭责任的能力,但就是压根儿不想结婚。他不结婚的理由非常简单,认为"结婚后不自由,经济负担重,麻烦事多"。然而他摆脱不了"性"的诱惑,每月至少要嫖娼4~5次,虽然知道性交易时戴上避孕套作为防护工具,但这也不是绝对保险的,常在河边走终有湿鞋的时候。这不,他因为又患有"非淋球菌性尿道炎"来性病门诊就诊了。由于诊断或治疗后判断是否痊愈都要做病原体的检查,而这种检查对于男性必须从尿道中获取标本,取标本时需要将棉拭子插进尿道,并在尿道中旋转几圈,才能获得尿道中的分泌物或从尿道壁上脱落下来的上皮细

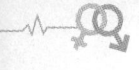

胞,以作为标本进行有关病原体化验和培养。这个过程无疑是有痛苦的。每次单身汉张某在这个过程中常常痛得龇牙咧嘴,却又不得不为之。

单身汉李某,也不想结婚,不愿担负家庭责任,只愿意以嫖娼来暂时地解决"性饥渴"。但他的"经济基础"不算雄厚,只能去低档次的场所。他到性病门诊时,医生当场在他的阴部捉到了令人望而却步的阴虱。

以上几位不想结婚组建家庭,不想担负起人生应当承担的养儿育女的责任,却又抗拒不了本能的"性"诱惑,因此,他们以寻欢作乐、不负社会责任的种种方式获取"性"享受。所谓"快乐的单身汉",其实并不"快乐",一则他们享受不到家庭中与妻子及子女之间的人生中最美好、最温馨的情感生活;再则他们还要冒着得性病的风险。所幸的是,以上几位所得的都是可以治愈的性病。如果彻底治愈所得的性病,良策是步入婚姻家庭生活,不仅能够享受爱情、婚姻的性爱,享受养儿育女的天伦之乐,还能避免感染性病。性错乱不仅可能成为性病的传播者危害社会,更可能染上不能治愈的性病而遗憾终身甚至命丧黄泉,那就更不值得了。

现在主张自由、和谐,对人生采取什么样的态度和方式在不危害社会的前提下当属于个人的自由。愿意过"单身汉"的生活是个人的选择,无可厚非,但是应当学会采取安全的性行为，杜绝性病，做一名"快乐的单身汉"。

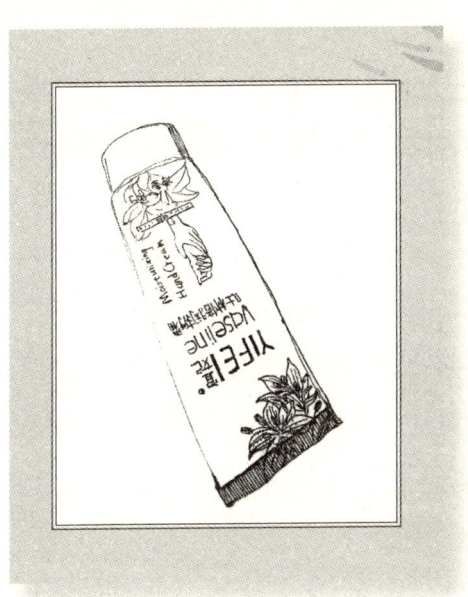

41. 旧情复燃

黄先生今年30岁，是某名牌大学的毕业生，结婚已经4年，女儿2岁，有稳定的职业和不错的收入，在人们的心目中这是一个幸福美满的家庭。

黄先生在大学期间爱上了一个女同学，两人爱得很深，终于发展到同居的地步。不料，毕业后因为工作关系两人分开了，女的在东北，男的在京城。虽然还有联系，但因分居两地，不能经常见面，爱情就渐渐淡漠了。于是各走各的路，重新另起炉灶，女的找到了丈夫，男的找到了妻子,各自成了家。黄先生现在的家就是在这样的背景下组成的。

时间过得很快,转眼间6年过去了。黄先生接到了她的电话,这位大学期间曾经同居、爱得死去活来的女同学到京城出差,住在某个宾馆,黄先生如约去看望了她。两人一见面,不免旧情重新萌发,利用女方出差在京有限的宝贵时间,他俩又同居了。

时间是那么的短暂,他们又不得不分手了。不料分手没几天,黄先生感觉身体不舒服,小便时疼痛,尿道口还流出一些黏稠的分泌物。黄先生这才感到事情不妙,来找性病医生了。

经过检查、化验,黄先生得了非淋球菌性尿道炎。这也是一种性传播疾病,不过不是由淋球菌引起的,而是由衣原体等其他病原体引起的,潜伏期比较长,大约要经过两个星期左右才会发病。要是淋病的话,也可能在黄先生与他的旧情人尚未分手时就见分晓了。

黄先生明白,他的病是她传染给他的,他责怪这位负情的老同学怎能坑害他。现在黄先生处境非常尴尬,因为他很有可能已经把病传染给他的妻子。医生忠告他,最好也让他的妻子同时服药治疗,而且为了保护他们幼小的女儿,他们用过的毛巾之类的物品必须与女儿分开。这些话怎么对妻子讲,将来家庭关系会受到多大的影响呢？

其实，黄先生责怪旧情人是没有道理的。由于女性所得的淋病或衣原体等感染可以没有症状，或者症状很轻，所以黄先生的这位旧情人很可能自己并不知道患有性病。她珍惜那段抹不去的旧情，绝不是有意去坑害曾爱得死去活来的旧情人。现在黄先生应该设法告诉她，赶快去治疗性病；如不进行有效的治疗，任其发展下去，会严重损害健康。

爱情和婚姻，是很难说得清道得明的。黄先生得了性病，现在处于尴尬的境地，谁负责任，是谁的错，我看很难说清楚。从传统的观念来看，黄先生和他的旧情人都错了。他们在大学里的那种关系就是错误的，这次旧情再次萌发更是错上加错。但是按照时髦的说法，他们都不算错，而且是合情合理的。因为有一次，我打开电视机，见有一男一女两位名人在聊天。这两位名人的名气都很大，是一些追星族的偶像，他们正在讨论关于爱情和婚姻的话题。这个节目我没有全看，当然也就不可能完全领会他(她)们聊天的内涵。我只听他(她)们说，爱情是神圣的，婚姻和爱情不一样，婚姻只是生活的方式。真正的爱情哪怕是很短暂，也是终生难忘的享受。我不懂他们所说的"真正爱情"的含义如何去界定，与一般人所领会的爱情有什么本质差别。

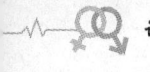
谁之错
——一位性病科医生的手记

我总认为对待爱情和婚姻这样的问题应该慎重一些,性生活不能太草率。爱情是神圣的,但是当爱情发展到同居的地步时,是不是还要理智一点,考虑考虑这种行为是不是合法的,对你的一生、对你的家庭,对社会,是不是负责任的? 怎样正确对待爱情和婚姻? 什么样的爱情观、婚姻观以至于人生观才是正确的? 有识之士应该对社会负责,加以认真的探讨,正确的舆论应该做正面的引导。

42. 您认为现在还有对妻子忠诚的人吗

35岁的陈某从中原来京郊发展,经过几年的打拼,已经有了自己的公司和工厂,在生意场上是成功的。这次他来到性病门诊看病,确诊为非淋球菌性尿道炎,正在接受治疗。生意人无时不谈生意经,即使在得了性病与性病医生谈话时,也离不开老本行的话题。

医生问:"你这性病是怎样传染的?"

陈某答:"两个星期前,有一笔生意做成了,我在一家饭店请客招待两位客人,是一条龙服务,我们共3个人,消费标准是每人1 000元,包括性服务共计花掉3 000元。但是,昨天晚上尿道开始流脓了。"

医生说:"请客标准不低啊,是你们各自挑选的小姐吗?"

第一篇 性病诊室里的故事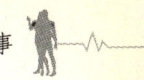

陈某说:"性服务的价格主要与饭店的档次有关,与小姐个人的条件关系不是很大,小姐是饭店安排的。"

医生问:"你们接受性服务时戴安全套吗?"

陈某说:"在这样档次的消费中,她们自然会提供,而且小姐会自动给戴上,操作也都很熟练。"

医生问:"你的妻子不在本地吗?"

陈某答:"不,在本地。在我交往的人当中已经没有对妻子忠诚的概念了。"

接着,他还反问了医生一句:"您认为现在还有对妻子忠诚的人吗?"

医生说:"在我所认识的人当中,应该说大多数还是忠于对方的。"同时医生也反问他,"如果你的妻子对你不忠是否也可以?"

陈某斩钉截铁地说:"那绝对不行!她不会这样做,也不敢这样做。"

医生对陈某说:"你是个大男子主义者!"然后又严肃地对他说:"你得了非淋球菌性尿道炎,需要治疗。按照性病治疗的原则,你的妻子也必须同时接受治疗。要不,即使你的病治好了,你妻子的病又会再次传染给你。你听明白了吗?"

陈某说:"明白了。以前我得性病时,别的医生也是这样嘱咐的,我都按照医生的嘱咐做。"

陈某只是给家里打了一个电话,他的妻子就来到医院的性病门诊,二话没说,就按照丈夫的吩咐接受治疗了。

医生感慨万千。这件事反映出中国封建社会的皇帝可以三宫六院七十二妃,男人纳妾天经地义,而女人则要求"三从四德",嫁鸡随鸡,嫁狗随狗的旧观念。现在虽然社会不同了,追求男女平等,但还是存在大量像陈某妻子那样的女性,除了思想观念需要改变之外,可能还有掌控经济能力的问题。如果女人不能经济独立,依附于丈夫,那么遇到像陈某那样的丈夫,也许就只能任其摆布了。

43. 深受刺激的患者家属

林先生和王女士都是20世纪90年代毕业的大学生,由于当时大学生是"天之骄子",两人都有一份比较称心的工作。林先生从事房地产业的营销工作,王女士已经是某商场的部门经理。林先生26岁,王女士25岁,两人于去年结婚,有自己的住所,有固定的收入,衣食无忧,小两口的生活美满幸福。

林先生交际甚广,有很多的哥们朋友,常有应酬、聚会。有一天晚饭后应约与朋友打牌,开始时仅仅是娱乐,无论谁输谁赢哥们只是哈哈一笑了之。几轮之后大家感到乏味,有人提出来点刺激,输赢要讲点"经济效益"。虽然还谈不上是赌博,但是打牌就要与真金白银挂钩了。

四个哥们足足玩了4个小时,临结束时一算账,包括林先生在内的3个人都输了,唯独年龄稍大的郑先生赢了钱。郑先生非常兴奋,拍拍胸脯说:"今天玩得很开心,我又赢了钱,更是高兴。走!我请你们吃夜宵。"

郑先生来自江西,在此地已经生活多年,不仅对环境熟悉,而且还有嫖娼的经历。这次他不仅请哥们吃了夜宵,而且还为哥们找了小姐。林先生也就糊里糊涂地干了那难以启齿的事。事后他是这样跟医生说的:"都是哥们,盛情难却。"

果然,3天后林先生发病了,他得了典型的淋病。性病医生为了判断他是否有可能传染给他的妻子,问林先生:"你自找了小姐到现在这段时间内与妻子有没有过性生活?"林先生苦笑着说:"年轻人嘛,这事是有的。"

性病医生郑重地对他说:"淋病的传染性很强,既然你在这段时间与妻子有过性生活,那么传染给妻子的可能性就比较大,所以你的妻子也必须来进行预防性治疗。"

林先生很无奈,只有按照医生的嘱咐办。他回家尴尬地向妻子做了"坦白交代",还认真地认了错。妻子则窝着一肚子的火,无奈地跟着丈夫来到性病诊室。丈夫

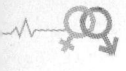

谁之错
——一位性病科医生的手记

向医生介绍了自己的妻子,妻子王女士则沉着脸,一言不发,无端地为丈夫挨了两针"大观霉素",痛在肉上,更痛在心里!

过了3天,王女士又来找性病医生看病,这次王女士是因为脱发而来找医生的。她听说,这脱发也是性病,而且是更严重的性病,她害怕极了,所以显得非常紧张。

性病医生是皮肤病学专家,他检查了王女士的脱发情况,只见王女士头顶部脱了一大片头发,留下一片圆形的、光滑的头皮。性病医生确定,这种脱发并非梅毒(指一种可以侵犯全身器官的性病)引起的脱发,而是与精神心理因素密切相关的一种皮肤病——斑秃。联系到之前王女士为丈夫的淋病而受到精神刺激,足见丈夫患性病对妻子的心理伤害有多大。

性病医生做了上述的诊断,笑着对王女士说:"你的脱发不是性病,而是一种常见的皮肤病,叫作'斑秃',这种病与精神心理因素密切相关。随着你的精神紧张、焦虑程度的逐渐消除,头发会慢慢地长出来,而且会恢复到原来的状态。"

王女士听了医生的解释,紧张的情绪有些缓和,感叹地说:"这该死的东西,放着好好的家庭生活不过,真把我气死了。还气得我脱掉了这么一大片头发!"

医生安慰她说:"你也不要太生气,你看气得把自己的头发都脱掉了,不值得的!希望你尽早走出这段阴影,生活愉快,让头发快点长出来。"

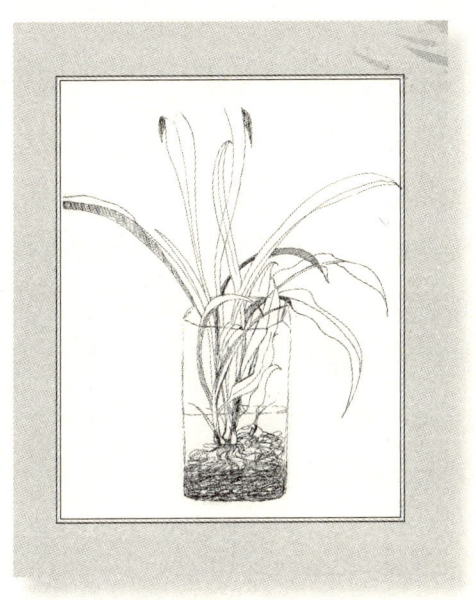

44. 成年期的性问题

青年期之后,性欲及性心理发育日臻完善,男女双方为相互满足性需求,组成了婚姻家庭,建立了固定的性关系。婚后初期,人们所追求的主要是性感满足,此阶段若由于各种原因使一方或双方不能得到性生理或性心理方面的满足,就会给婚姻关系带来不利影响。随着性经验的积累,性在婚姻中的地位进一步加强,同时婚姻与性的冲突也可能越来越大,导致一系列问题的发生。中年人

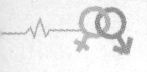

的性生活体现的情感交流更深沉,要求心理上得到满足的成分更多,这显然与婚后初期的要求不同。中年人既要求性欲的满足,又要求性爱的满足。

成年期的性问题是极其复杂的。由于成熟生理的性冲动是人体最强烈的冲动之一,如果人类对这种性冲动任其放纵而不受法律和道德的约束,社会就会混乱不堪。所以人类社会对性行为都会有法律和道德的约束。新中国成立之后,我国制定的第一部大法就是《婚姻法》。我国实行的是一夫一妻制,《婚姻法》并规定夫妇双方应相互忠诚。所以在我国,只有合法夫妻的性行为才是合法的。在临床上,由于理想化的婚姻是罕见的,同时存在性欲和性能力上的个体差异和两性之间的差异,性机能的不平衡和性生活的不协调,性欲和性爱得不到充分满足是常见的。尽管中年人比青年人更有理智,自制能力较强,将压抑和苦恼深埋心底,但随着观念和环境的改变,被压抑的性欲有时就有可能会发泄出来,通过各种方式去寻找心理上的平衡,于是,生活中"红杏出墙"另有新欢之类的事常有耳闻。

但是,"性"是排他的。最近媒体上公布了一则消息:全国妇联做过一次问卷调查,在收回的10 000份问卷中,在回答"你最不能容忍的是什么"时,有60%以上的回答是"配偶有外遇"。由此足见人们对配偶忠诚要求的

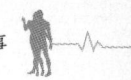

强烈。

当今社会，各种诱惑太多，人们的观念也在改变，似乎对夫妻的忠诚有些淡漠。但是，作为一名性病科的老医生，还是奉劝大家要远离色情场所，少去涉及"一夜情"，因为当你稍有放纵，就可能会带来许多烦恼。根据长期对同学、同事及周围人群的观察和了解，加上对现今社会的耳闻目睹，在我国，夫妻相濡以沫、白头偕老的情况还是占主流。有的虽然在人生的过程中，有一些短暂的风流韵事，但是双方夫妻经过反思与再适应，都恢复了原来的状态，直到晚年仍有一个幸福的家庭。

45. 妻子的责任

庄师傅与司大夫出生于20世纪50年代中期，从小是邻居，小学和初中都是同一个学校同一个班级的同学，又都是"文革"期间"顶替"就业的。所谓顶替就业，是我们国家在20世纪70年代至80年代初期的特有就业方式，就是父亲或母亲退休，空出单位的编制名额，由其子女在父母的原单位就业。庄师傅是顶替他的父亲在国有工厂中退休的名额，也就是当了一名工人。司大夫的母亲是医院的护士，她是顶替母亲从医院中退休空出的编制，所以就在医院中工作了。

庄师傅就业后成为一名国有企业的工人，在"工人阶级领导一切"的"文革"特殊时期是一个人人向往的无上光荣的职业。司大夫在医院中就业，由于没有经过专业训练，不是从医护院校毕业分配到医院中来的，所以工作初期只能当一名护理员。

两人从小就在一起，彼此都很熟悉，文化水平、职业、家庭都相当，他们工作不久就结婚了，并很快有了一个独生女儿。虽然两人的性格有些差别，男的有些内向，女的比较好强，但在结婚初期是幸福美满的。

庄师傅在厂里工作很努力，是一名技术相当不错的电工，从初级工一直提到八级技术工人。司大夫则从护理员通过医院的培训班学习晋升为护士，并被推荐以"工农兵"学员上了大学，毕业后顺理成章地成为一名大夫，并从医师晋升为主治医师，如今已经成为副主任医师——成为高级知识分子了。

在庄师傅一家工作生活节节拔高的同时，社会也发生了翻天覆地的变化。自从打倒"四人帮"之后，知识分子的社会地位在逐渐提高：从"臭老九"到"工人阶级的一部分"再到"科学技术是第一生产力"，高级知识分子更享有"处级干部"的待遇。

庄师傅和司大夫渐渐地感到彼此有距离了。庄师傅性格本来就有些内向，逐渐地感到不如妻子脸上有光，产

第一篇　性病诊室里的故事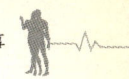

生了或多或少的自卑感。而司大夫呢,性格本来就比较好强,虽然为人还不错,在道德方面并没有越轨的行为,但是由于职业的关系,在与患者打交道中总是处于强势的地位,而且还几乎养成了"洁癖"的习惯。在处理家庭关系时,不论在言辞中或在行为方面常常会流露出对丈夫的不尊重,甚至有时还会数落几句,如嫌弃丈夫不干净、家里的物品没有放整齐等等。庄师傅对此总是忍耐,但是他把这些都深深地记在心里,用他的话说就是"为了孩子,不值得与她计较"。

　　时间过得很快,转眼间他们的独生女儿已经大学毕业,而且安排好了工作,庄师傅感到松了一口气。如今他感到已经没有负担,应该挺直腰杆子做人了,堂堂的男子汉,凭什么在妻子面前忍气吞声?可悲的是,司大夫并没有注意到丈夫的思想变化,仍然一如既往地数落丈夫。于是丈夫决定报复妻子,他与同一工厂的一名离了婚的女工同居了,并且被传染上了在国外也被列为性病范畴的皮肤病——疥疮。

　　他来皮肤性病科就诊,才向医生倾诉了这段经历。医生为他和那个离了婚的女工治好了疾病。不久以后,庄师傅提出与司大夫离婚,并与那位让他染上疥疮的女人结了婚。

　　等到庄师傅与他人结婚的时候,司大夫还感到茫然:

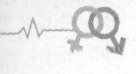

谁之错
——一位性病科医生的手记

"我堂堂的一个高知怎么在情场上会败给一个女工呢?"是啊!应该到了反省的时候了。夫妻之间只有丈夫与妻子的身份,而不应该有高与低之分。只有认识清楚了这一点,在家庭生活中摆正自己的位置,才能过上幸福和谐的夫妻生活。

46. 说什么好呢

医院保卫科长带着一位女民警来到我的诊室,指着女民警对我说:"这是某派出所的民警,她的丈夫是派出所的所长,下身有点皮肤病,自己不好意思来看,让她来向您咨询咨询。"我爽快地答应了,并笑着说了一句:"都什么年代了,还这么封建!"

女民警对她丈夫下身的皮肤病做了详细的描述,但是我却越听越糊涂。是啊,皮肤病的病变形态对诊断是至关重要的,而对病变形态的描述,对皮肤科专业医师来说,也不是一件容易的事。正因为这样,皮肤科医生对患者进行会诊时,都要亲自观察患者的皮肤病变,然后作出自己的判断。

于是,我对女民警说:"皮肤病有时医生一看就一目了然,立刻可以作出明确的诊断,但是凭他人所说的情况来猜,有时就会误诊,既不利于对症治疗,也无法进行有

第一篇　性病诊室里的故事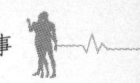

针对性的解释。所以您最好还是动员所长本人来,下身长皮肤病的人多的是。所长是男人,我也是男人,男人给男人看下身的皮肤病还有什么不好意思的呢?"一席话讲得在场的三个人都笑了。

第二天,女民警领着她的公安派出所的所长丈夫来到我的诊室。所长示意他的妻子,妻子明白了丈夫的意思,很自觉地走出诊室,并且把诊室的门关得严严实实。

诊室里只有我和所长两人,寒暄之后,我让所长暴露出让他感到不好意思的部位。我一看,真的是一种一看就一目了然的皮肤病——股癣。

我笑着对所长说:"这是股癣,一种由真菌引起的常见皮肤病。"接着问他:"您是不是还患有'脚气'?"于是,我又让他脱去鞋袜,仔细观察了他的双足,特别是足趾间的部位,证实了所长双足都患有足癣,也就是老百姓所说的"脚气"。

我让所长穿好衣服和鞋袜,让他将其妻子请进诊室,以便可以给他们做解释。

所长把门打开,妻子走进诊室,又转过身子,把诊室的门关严实。两人带着一脸严肃的表情,站在我的面前,就像是等待我进行宣判似的。我笑着让他们俩都坐下,对他们说:"所长所患的皮肤病叫'股癣',是一种由真菌引起的常见皮肤病,但是它是传染的。"听到是传染的,他

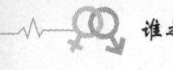

们似乎有点紧张。我接着说:"传染源往往是自己的'脚气',是自己的手抓了自己的'脚气'又去抓自己阴部的皮肤,就这样把'脚气'上的真菌带到阴部皮肤上去了。"

我接着又说:"治疗股癣很简单,用点抗真菌的药膏就可以了,但是要同时将'脚气'进行治疗。"

夫妻俩听了我的一番话都笑了,妻子还对丈夫开玩笑说:"我还以为你得了性病了呢!"两人拿着我开的处方,高高兴兴地走了。

一回生,二回熟。过了两个月之后,派出所长独自走进了我的诊室,毫不介意地对我说:"我下身的'痒痒病'又犯了。"我发现诊室的门还开着,就站起身来把门关上。这是性病医生的习惯动作,是为患者保密的需要。然后我打趣地问道:"这回怎么没有让夫人陪同?"所长笑笑,然后熟练地将自己的裤子褪下来,让我检查他那下身的"痒痒病"。

我仔细地观察,他原来所患的"股癣"已经完全治愈,这回所长所患的病确实应该认真对待了。我站起身来,到隔壁检查室去取来一把镊子,两张玻璃片。我让所长把他的阴部对着窗户的光线,看清楚病变的部位,用镊子取下一个针帽大的、咖啡色的痂皮,置于两张玻璃片之间,把标本固定好。然后,我把标本放在显微镜下,调好焦距,只见一只硕大的阴虱还在动弹挣扎。我回到诊室,把所长

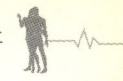

请进检查室,让他自己看看从他阴部取下的标本。他看了不禁大惊失色,忙问道:"这是什么东西?"我处理完标本,复原了显微镜,把所长带回诊室,准备与他好好谈谈。

我说:"刚才您所看到的是从您阴部取下的东西,它还是活着的,它那两只带钩的足紧紧地卡在您的阴部,在那里生息繁衍。这只小生物叫作'阴虱',所以您所患的病叫作'阴虱病'。它是通过性生活传染的,所以属于性病中的一种。如果您与夫人过性生活时,由于密切接触,它就可以爬到您夫人的阴部,从而传染给您的夫人。"

所长听到这里,面容显得紧张和尴尬,与刚进诊室时判若两人。他自言自语地说:"我是从哪里传染来的呢?"

是啊!他是从哪里传染来的呢?这个问题只有他自己才能回答,但最终他也没说清。我只能告诉他,得了性病应该与性伴同时治疗,这样才能彻底治愈。

47. "酒喝多了"是托词还是台词

来性病门诊就诊的人之中,尽管情况各自不同,但是有一点却是共同的。那就是他们自己常常表白,原本他们都是"正人君子",只是"酒喝多了"才干出嫖娼这样的事来。

"酒"与嫖娼怎么会有这么紧密的联系?好长一段时

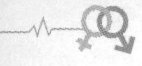

谁之错
——一位性病科医生的手记

间我感到迷惑不解。后来经过仔细推敲发现,这些嫖客虽然其中可能有一些确实是醉酒后嫖娼的,但是,绝大多数都不是实话,仅仅是一种托词而已。

为什么嫖客多用醉酒来做托词以遮其丑?仔细想想他们也许是从众多的电视剧中得到的启发。君不见,当今的电影或电视剧中这样的情节实在是太多了。男主人公是事业有成的"正人君子",以不同的情节与女人发生了爱慕之情。一方面要维护"正人君子"的形象,一方面又难舍与女人的爱恋之情,心情十分矛盾。怎么办?导演往往借助"酒"来解决。要不就是男人喝得酩酊大醉,女人把男主人公安排在自己的同一张床上;要不就是女人借酒消愁,喝得东歪西倒,于是男人将女人护送到女人独居的家中。接下来所发生的事,观众自然明白。不需再导演。

……

嫖客们也许认为,只有说"酒喝多了"进行嫖娼才能得到医生的谅解。有的甚至还要加上一些细节,诸如来了同学好友聚会,或某人请客,盛情难却,酒喝多了,才干那事的。

其实,大家心中都有数。"酒"也许可以做嫖娼或偷情的道具,但它不能承担嫖娼或偷情的责任。真正的根源还需嫖客们自己去挖掘,当然人们也可以帮助他们进

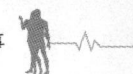

行分析。

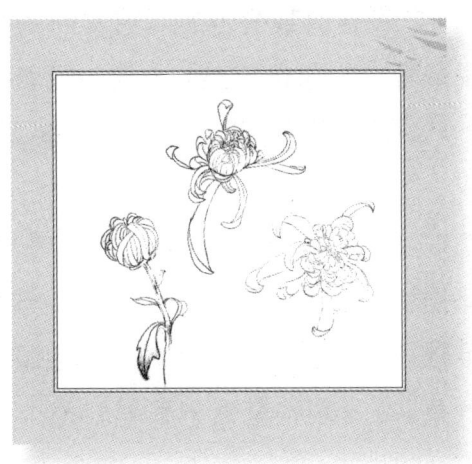

48. 荒唐的出轨

21世纪初,我刚到一家地区级皮肤性病医院服务,就接待了一名中年女性患者。这名患者是经过该医院多名医生接诊过后才转给我的。经过详细了解才知道,她是城郊某乡镇贩卖蔬菜的商贩,有丈夫、子女,有一个幸福的家庭。她有些文化,也比较精明。她把从乡下菜农中收购来的蔬菜,贩到城中的菜市场去零售,实际上是做一种很辛苦的小生意。由于这一过程都要与汽车司机打交道,她与同村的一名司机接触的机会比较多,渐渐地也就多了一分"感情"。

这名司机家中也有妻小,平时也是规矩人,他的车主

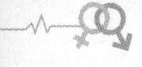
谁之错
——一位性病科医生的手记

要是跑城区的短途,但是偶尔也受雇于人,跑比较远的路途,如去省城或邻省的某些地方。男女间的事情确实有时是很难说清楚的。这位卖菜妇与这位司机在一次偶然的机会,一个适当的场合,两人竟一时冲动,发生了那样的事。

卖菜妇事后越想越害怕。她听说,汽车司机是最容易干嫖娼那种事的,而嫖娼会传染上性病,与有性病的人做那样的接触一定会传染上性病。更让她深信自己已经得了性病的是,有一次她竟然亲眼看到那个该死的司机从皮肤性病医院中走出来。于是,她寝食不安,认定这个司机一定得了性病,而且一定已经把性病传染给她了,真让她追悔莫及!

于是,她按照看到的"包治性病"的小广告所标识的地址,怀着忐忑不安的心情走进了一家"性病诊所"。这年头,凡是走进这样的"性病诊所",很少有不被诊断为"性病"的,卖菜妇自然也不会例外。"性病医生"煞有介事地询问她有没有婚外性生活史,"下身"有没有"分泌物"等等,然后从她的"下身"取一点"分泌物"去做"化验"。最后,"医生"告诉她,"化验"的结果全部是"阳性",她得了多种"性病",已经相当严重了。接下来的事自然是打针吃药,做各种各样的治疗。"病人"只能按照"医生"的意愿,不断地掏口袋,直到口袋被掏空为止。

第一篇 性病诊室里的故事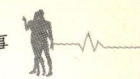

经过一个月的"治疗",卖菜妇感到病情越来越重,但"性病医生"却说经过化验复查,原来的"阳性"都转变成"阴性"了,已经把你的"性病"完全治愈了,你若不信可以到别的医院再去检查。

卖菜妇确实不信,她感到"下身"仍然是潮湿的,与原来没有什么不同,而且头痛头晕、腰酸乏力比原来更重了。于是,她到该地区唯一的一家公办皮肤性病医院求医,也就是她亲眼看到那位该死的司机来看"性病"的那家医院。

一位中年女医生接待了她,经过妇科取白带做相关化验后并未发现有诊断意义的病原体,仅有少量炎症细胞。女医生告诉她,没有查出性病,女性的白带中有几个白细胞也是正常的。但是卖菜妇仍然坚信她有性病,要求再做详细的检查。无奈,女医生将凡是该医院中能做的性病检查项目,包括艾滋病检测项目在内,都做了一遍,全部都是阴性,然后对她说,你确实没有得性病。

此后,卖菜妇仍然三天两头往这家医院跑,几乎医院中每个医生都接诊过她,跟她再详尽的解释也无济于事,直至被介绍到我的诊室中来。

我见她形神憔悴、疲惫不堪,便详细地了解了她的过往史,询问她那位司机的姓名以及她看到司机从本医院走出去的大致日期,详细地查找了那一段时间的所有

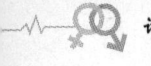

谁之错
——一位性病科医生的手记

"门诊日志",终于找到了那位司机的就诊记录。原来,那位司机来看的是皮肤病——神经性皮炎。我将"门诊日志"的原始记录展现在她的面前,但她仍然将信将疑:"医生,你不会是骗我吧?"我对她说,你得的不是真正的性病,而是一种性病疑病症。我把在《现代皮肤病学基础》一书中所写的,有关性病疑病症中所描述的一节文字给她看,她终于有些相信了。以后她又来过几次,我进一步为她做了心理疏导,她的病情终于渐渐地好转了。

49. 男人不相信眼泪

这是一位面目清秀,穿着得体的中年人。这天,他来到皮肤性病医院,手拿一本杂志,默默地坐在专家门诊的候诊椅上候诊。医院的主要服务对象是所处偏僻地区的普通群众,他却显得有些与众不同。每次轮到他就诊时都让给后来的患者,自己只是不断地翻阅着手中的那本杂志,这样的举动,很是显眼。他一直等到专家将所有的候诊患者都处理完毕后才走进诊室,这时已经到了快下班的时间了。专家热情地请他坐下,他却礼貌地站着,与专家商量,能不能预约一个病人比较少的时间再来看病。专家欣然同意,并约在当天下午四点之后。

下午四点整,他如约来到了专家门诊,与专家互致问

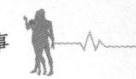

候后坐了下来。他凝视着专家,许久未能开口。有着丰富经验的专家意识到他必定有着难言之隐。于是专家站了起来,把诊室的门紧紧地关上,然后坐下轻声地问他:"您有什么需要我帮助的吗?"

他轻轻地叹了口气,径直地问道:"艾滋病的窗口期是多长时间?"

专家一听,面前的患者出口不凡,便认真地答道:"所谓窗口期,是指人体感染艾滋病毒后到人体血清出现艾滋病毒抗体的时间,在做血清检测时艾滋病毒抗体呈现阳性。最早2~6周,一般感染者在3个月内做血清艾滋病毒抗体检测呈现阳性。"

紧接着专家问:"您为什么如此关注艾滋病的窗口期呢?"

"我怀疑自己得了艾滋病!"他回答的声音显得非常沉闷。看得出来,他的心情是非常沉重的。

"您为什么有这样的怀疑呢?要知道,在我们这个地区到现在为止还没有公开报道过艾滋病的确诊病例啊!"专家对他这么说。

"没有公开报道过艾滋病确诊病例并不等于不存在HIV感染者!"他忧虑地回答说。

专家听到这样的回答,意识到面前的患者不仅具有相当高的文化水平,而且还阅读过一些有关艾滋病的书籍,因为 HIV 是艾滋病的病原体——人类免疫缺陷病毒的英文缩写,如此专业性的语言不是一般人能说出的。HIV 感染者指的是已经感染上艾滋病毒,还没有发展成艾滋病但也是可以传播艾滋病的人。同样,除非是医生,或具有相当高的文化知识,而且阅读了有关书籍才能具有这样专业化的知识。

专家说:"不错,但是 HIV 传播是需要一定条件的,并不是轻易可以感染上 HIV 的!"

他说:"我知道 HIV 可以通过血液传播和性行为传播。"

专家问:"那么,您最近输过血或用过其他血制品吗?"

"没有!"他肯定地回答。

"我明白了。"专家说,"您最近一定有过婚外性生活。"

他终于苦笑了一下,说:"是的。"

"对方是谁?"专家继续问。

"是一位女理发师。"患者答。

"是感情使然还是花钱的?"专家问。

"两者皆有。"患者答。

"此话怎讲呢?"专家有些疑惑。

"这位女理发师是一家理发店新近雇来的,年轻漂

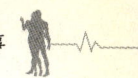

第一篇 性病诊室里的故事

亮,理发时动作轻盈、技术娴熟,我曾几次找她理发,当面夸奖过她,她对我也非常热情。如此这般,几次之后,也就产生了爱慕之情。于是一天晚上我约她吃饭,并开了房间。"患者解释说。

"这么看来是感情的事了?"专家插话说。

"不,事后她向我要了500元钱!"患者否定着。

"哦!"专家终于听懂了,"那么,以后呢?你们还有来往吗?"

"当我知道她是为钱而行这种事时,我就感到恶心,还谈得上第二次吗?"患者气愤地说。

寂静片刻之后,患者继续说:"那事之后,不几天我就发烧,嗓子痛,还拉肚子。于是,我看了好多有关性病和艾滋病的书,其中有的书中说,感染HIV后可以出现发热、腹泻症状。我想,我这一生算是完了。我到过很多医院,包括省城大医院去检查。他们根据我的情况,做了有关艾滋病的检查,结果虽然都是阴性的,都说估计得艾滋病的可能性不大,不过考虑当时还处于窗口期,都让我以后再去复查。"

"那么,你以后去复查了没有?"专家仔细听了患者的陈述后问道。

"我不敢马虎,先后去了3次。"患者郑重地说,"两个月后去过一次,三个月的时候又去过一次,最后一次是半年之后去的。"

"结果呢？"

"都是阴性的。"

"那不就没有问题了吗？你还担心什么！"专家恳切地说。

"不是还有例外吗？这例外到什么时候是个头？"患者表现出十分懊丧。

是啊！书上写得明明白白，一般感染者在3个月内艾滋病毒抗体，可以化验出阳性来，那个别例外呢？还可能有万一呢！谁敢保证绝对没有可能？专家意识到患者已经钻到牛角尖里去了。

此时，专家忽然想出一个办法，急忙说道："我有一个建议，你去与那位女理发师商量，让她来做一次艾滋病病毒抗体检测，如果她的检测结果是阴性的，那么你就完全没有可能感染HIV了。"

患者再次苦笑，说："是的。我和她做事之后的第三天，我就去找过她，不曾料到她已辞职了，问理发店的老板和同事，他们都不知道她的去向，就好像在人间蒸发了似的。正因为这样，我愈加感到害怕，愈加感到她有问题，很可能她是故意把艾滋病传染给我的。"

专家已经看出来他的精神心理已经出现了问题。再谈下去，可能会强化他的异常思维，于是设法结束谈话，只是告诉他,根据分析,他得艾滋病的可能性很小,不必如此紧张,当务之急是要恢复正常的生活。

最后专家说:"今天已经快下班了,如有机会,我们下次再谈。"患者在临走的时候说:"很难遇到像您这样耐心的专家,非常感谢您,我以后再来找您,可以吗?"

专家则说:"医生是为病人服务的。您能来找我是对我的信任,当然是欢迎的。但是像我们这样的谈话需要时间,您最好在我比较空闲的时候再来。"

第三天,还是下午四点,这位中年患者再次出现在专家面前。这次,他向专家问候后即自行坐下,并主动地介绍起自己的身世。显然,通过上次的谈话,他比较信任专家,不再存有强烈的戒备心理。

"我姓陈,是本地人。高中毕业后考入一所属于"211工程"的重点大学,读中文系,毕业后分配到本地的一家国有大企业工作,现在担任企业内部刊物的主编。"他递给专家一张名片,以证明他的身份,也表示对专家的信任和敬重。他继续说:"我结婚已经十余年了,妻子是妇产科医生,我们的儿子已经上小学二年级了。"

听完陈主编的自我介绍后,专家说:"我为您有一份好工作和有一个幸福的家庭而感到高兴,祝您事业有成,全家幸福!"

"谢谢!"陈主编说,"但是我现在高兴不起来。由于我犯了这个不可饶恕的错误,整日处于自责之中,而且很怕把艾滋病传染给妻子和儿子。半年多来我基本上没有与妻子和儿子有过亲密的接触,精神上受着极其痛苦的煎熬。"

专家听后,认为是到了给陈主编做心理疏导的时机了。

于是,便顺着陈主编的话说:"我认为您把事情看得太重了。当然按照严格的道德要求,犯这样的错误是不应该的,对错误行为自身做些反省,以便对今后的行为做些警示也就可以了。但是您不能将这次错误行为就与HIV感染者甚至已经是艾滋病人等同起来,并按照这样的认定来处理日常的生活。不能把'万一可能发生的事'当作'已经发生或已经是既成的事实'来对待。您可以设想一下,如果事事处处都按照这样的思维逻辑来生活,那么,乘汽车是可能出车祸的,那就不乘车;吃饭是可能噎着的,那就不吃饭,那我们怎么生活?您说对吗?"

陈主编在沉思。专家继续说:"我完全理解您现在精神心理上的痛苦,但是您应该自己努力走出被精神痛苦缠绕的境地,重新投入正常的工作和生活中去。"

"我何尝不想这样做。"陈主编说,"但是,近来我经

第一篇 性病诊室里的故事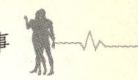

常感到乏力,有时还会头痛,而且身体也明显地消瘦了。这些都是艾滋病可能发生的症状啊!我本人自作自受,但不能让我的妻子、儿子也和我一样受罪啊!"

专家从陈主编的话中发现,他虽然看了一些有关艾滋病的书籍,但是他毕竟不是医生,对艾滋病的传播方式还只是一知半解的。

"我想给您提一个建议。"专家说,"您知道,艾滋病是通过血液和性行为传播的,HIV决不会通过握手等皮肤接触的方式传播,更不会通过物品传播,所以我建议您在周末带您的儿子去郊游,充分去享受天伦之乐,这样做是绝对不会传播艾滋病的。也许通过这样的活动,使您精神放松了,您的头痛乏力症状可以好转,食欲增加后消瘦的情况也可能改善,您不妨试试看。"

通过这次谈话,陈主编似乎高兴了一些,面上露出一丝笑容,答应按照专家的建议,周末带儿子出去郊游。

陈主编从专家诊室中出来后,并没有直接回家,而是回到了他的办公室,取出了他精心收藏的那几本有关艾滋病的书,仔细复习了一遍。在确认了专家所说的话是正确的,带儿子出游不可能把自己的HIV传播给儿子之后,他才下决心做出周末带儿子出去郊游的决定。

天色已晚,他在小饭馆中匆匆地吃了晚餐,径直回到家中。妻子和儿子都在各忙各的，他走到儿子身旁，悄悄地向儿子宣布本周末将带儿子去郊游的决定。儿子不禁尖叫了起来："真的？"他微笑着点点头。儿子蹦蹦跳跳地跑到母亲身边，告诉母亲这一特大的喜讯。她转过身来看看自己的丈夫，发现丈夫今天心情似乎确实不错，嘟囔了一句："今天太阳从西边出来了？"陈主编见妻子也很高兴，不免对她苦笑了一下。

周末，陈主编做好了出游的充分准备，包括野餐用的食品、用具、水果和饮用水。吃了早餐，就拉着儿子的手向汽车站走去，内心多少有些激动。他已经半年多没有拉过儿子的手了，这都是那一次过错作的孽啊！这都是那该死的"艾滋病"在作祟啊！想到这里，不免又影响了他的情绪。好在身边活泼的儿子兴致很高，总是不停地向他问这问那，让他无暇胡思乱想。他们今天将乘由城区至岔路口的班车，直达正在开辟中的旅游点——北郊的佛教圣地宋台山。

父子俩上车并排坐下。陈主编半年多没有像今天这样与儿子如此地亲密无间了，有些激动，但又尚未摆脱自责的心境。他静静地坐着，注视着前方，任凭公路两旁的景物向后退去。然而，天真活泼可爱的儿子难得由父亲专程带他出来郊游，非常兴奋，眼前的一切都感到新鲜。汽车越过了城乡交界的龙江桥，来到了视野开阔的农村，

第一篇　性病诊室里的故事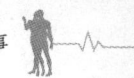

他看到了稻谷收割后的大块大块的农田,其间镶嵌着一幢幢新盖的、红瓦白墙的农舍;他第一次看到被拴在农舍旁的、头上长着两个巨大而弯曲角的大水牛。他不停地向父亲提问,随着汽车的前进,他的问题也越来越多。陈主编不停地回答着儿子的问题。看看儿子兴奋可爱的模样,他的心境也被感染,渐渐地兴奋起来,主动地给儿子讲解沿途所见的景物。汽车经过一个大水库的堤坝。这个水库叫金村源水库,是本地较大的水利工程之一。从堤坝上望去,水面碧波荡漾,一望无际,非常壮观。从水库引出的灌溉水渠长达数十千米,负责两个县农田的浇溉。

汽车沿着公路继续前进,公路两旁的丘陵坡地上种植着各种经济林木:有油茶树,它的果实是当前最有营养价值的食用油之一茶油的原料;有桐子树,它的果实榨成的油是一种珍贵的化工原料;更多的是大片大片的橘子树林,在茂密的橘子树上,挂满了尚未成熟的累累果实,再过两个月就到"橘子红了的时候"了,到那时,景色更迷人了。儿子听得很入神,并撒娇地对父亲说:"到那时你一定要带我再来!"

父子俩谈得兴致正浓时,不觉汽车已经到达终点站——宋台山脚下的岔路口村。

陈主编和儿子随着人群下了汽车,迎面飘来一阵令

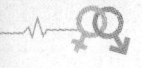
谁之错
——一位性病科医生的手记

人陶醉的桂花香味,可四周并未见有桂花树。经当地人介绍才得知,宋台山上有两棵名贵的桂花树,已经有四五百年的历史,每到秋天,周围村落都会闻到桂花盛开时散发的香味。

父子俩仰头望去,高耸陡峭的宋台山屹立在面前。陈主编背着装满野餐用物品的背包,领着儿子向宋台山进发。经过一段不长的斜坡路后,接着就是呈"之"字形的石阶道,儿子在前,父亲紧随其后,山坡不断地变陡,行进也愈感费力。接近山顶时却出现了一段在两个山峰之间的、用石板砌成的平坦通道,这就是当地人所称的"西岭口"。此处既是进入宋台山的入口,又是山中积水排出的通道。每当雨季来临,从此地排出的大量积水可以形成壮观的瀑布。

父子俩通过狭窄的西岭口,感到豁然开朗。在这群山环绕的高地上竟然有一片数十亩大的平地。在这处平地上除了有古庙的遗址和新搭建的几间农舍外,还有大片的稻田和蓄水养鱼的池塘。四周山坡上,松、柏、香樟等古木参天,竹林成片。据说就是因为宋朝人在这片"平台"上建有一座《大乘禅寺》,成为佛教圣地,这座山才被取名为宋台山的。

《大乘禅寺》自宋朝以来数百年而不衰,直至新中国成立前寺庙中仍有僧人住持和入住。以后由于种种的原

第一篇 性病诊室里的故事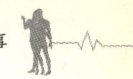

因,僧人到外地谋生,寺庙长期失修,加上无人居住和管理,寺庙建筑渐渐坍塌,现在已是断垣残壁,满地瓦砾,但是其轮廓仍清晰可见。寺庙占地大约有三亩,坐北朝南,背靠山峦,面向平整的开阔地,但其正前方仍有山峦屏蔽。陈主编感叹古人的智慧和眼光能为寺庙选择如此适宜的地址,也为大自然造就了如此秀丽的景色而赞叹。

寺庙正门的两侧各有一棵挺拔而高大的桂花树,虽然古老,但仍然枝繁叶茂。古老的桂花树之所以能长期保存下来,得益于当地世代的传说。传说两棵桂花树是该庙宇创建僧人所栽培。该僧人圆寂后被塑造成佛,藏于寺庙中,常常显现灵念。桂花树就是这尊佛的化身,所以历代都没有人敢去冒犯它。现在正值桂花盛开期间,满山芬芳扑鼻,令人陶醉。

如今,这座山上只居住着两户人家,他们的房舍是在原寺庙厨房的基础上搭建起来的,有一个由石头砌成的蓄水池。池中的水是从后山的泉水眼用竹子作为管道直接引到蓄水池中的,大概这是最原始的"自来水"了。

父子俩在充满桂花香味的松软的草地上休息、野餐。最后,儿子还向住户借了梯子,采摘了一束桂花,才高高兴兴地下山而去。

陈主编这一天过得非常快乐,对嫖娼错误的自责,对得艾滋病的疑虑似乎都已经被忘却。是父子的亲情和大自然的力量让他重新燃起了对生活的乐趣,虽然可能是短暂的,但毕竟有了一个良好的开端。

周一下午将要下班的时候,陈主编径直走进皮肤性病医院专家门诊室,见诊室中并无他人,便对专家说:"今晚我请您吃饭,请您务必赏光。"

专家迟疑了片刻。因为就专家本人性格来说,他是最不愿意陪同别人吃饭的。他不抽烟,不喝酒,甚至也不喝茶。终日在他面前所摆着的总是一杯"煮开了的自来水",而且是经过凉透了的。

但是,今天应该答应陈主编请吃饭的要求,因为此刻他看到陈主编的心情很好,正是对其进一步心理疏导的良好时机。

专家随着主编进入一家饭馆的单间坐下,服务员拿着菜单进来等候顾客点菜。陈主编对专家说:"今天我很高兴,我们喝点酒吧。"

专家说:"很抱歉,我不会喝酒,只喝白开水。"

主编说:"那怎么能行,至少喝点啤酒吧?"专家再三推让,最后答应要一听饮料——雪碧。主编自己则要了一瓶啤酒。点罢菜,服务员为顾客摆好了餐具,倒上水,拿着点好的菜单出了单间。

此时,在单间中,陈主编向专家讲述了周末带儿子出去郊游的过程:"通过这次郊游,让我重新感受到生活的

第一篇　性病诊室里的故事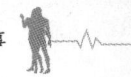

乐趣,精神上痛快多了。"

"您的生活原本就应该是非常快乐的。"专家附和着说。

"但是,千不该万不该犯那次错误,它差点儿毁了我的一生啊!"主编感叹,面容又浮现出淡淡的阴影。

专家掂量着主编的话语,判定他并未完全摆脱艾滋病的疑虑。只得安慰他说:"人哪有不犯错误的?伟人都说犯错误改了就是好同志嘛。"

"那可不一样。"主编却急忙辩解说,"这个错误让我有得艾滋病的可能,使我失去了与妻儿亲密接触的机会。它让我孤独,苦不堪言!"

接着他又说:"不过,我按照您的建议,带儿子出去郊游了一趟,心情确实好多了。所以,我很感谢您。"

"我知道您并没有完全消除怀疑自己得艾滋病的疑虑。"专家平静地说,"就我所掌握的知识和临床经验,认为您现在的问题不是得了艾滋病的问题,而是得了一种心理障碍性疾病,医学上称为'疑病症'。因为已经有足够的证据排除了艾滋病,您现在就应当与常人一样过正常人的生活。"

专家继续解释说:"这种病的患者思维逻辑与常人有些不同,常人认为不可能存在或不可能发生的事,他却认为已经发生了,或是一定会发生的。由于逻辑思维发生

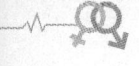

谁之错
——一位性病科医生的手记

了这样的障碍,导致了极度紧张和恐惧的心理,愈想愈害怕,从而引发了多种多样的心理体验和行为异常。"

"引发这种疾病有内在的原因和外部因素。"专家继续说,"内在原因与患者的性格和受教育的情况有关,例如您所接受的是比较传统的教育,有着较强的责任心;性格上比较内向和拘谨这是内因。外因则是当前社会上有艾滋病存在;而您恰好犯了一次婚外性行为的错误,而且通过阅读资料,了解得艾滋病的严重后果,所以才产生极度紧张和恐惧,从而引发了头痛、乏力甚至不能过正常人一样生活的心理和行为。我们可以设想一下,如果这件事发生于一个把婚外性行为不当一回事的人,医生已经明确地排除了得性病的可能,他还会有像您这样的疑虑吗?所以您应该相信医生的诊断,接受医生的劝告,您完全可以正常生活。"

主编表示相信专家的诊断,但仍然对与妻子过性生活存有疑虑,想请专家给他治疗"疑病症。"

专家说,心理方面的疾病应该运用心理治疗。心理疏导是心理治疗的一种好方法。有一位心理学家写了一本名叫《心理疏导疗法》的书,他曾因此而获得国家级科技进步奖。这种治疗方法的核心内容是要调动患者本人的积极性。首先,医生要充分听取患者的倾诉,取得患者的信任,建立良好的医患关系。在这样的基础上帮助患

第一篇　性病诊室里的故事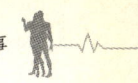

者找出产生恐惧心理的原因和恐惧的"对象",然后采取相应的措施,鼓励患者通过反复做其所恐惧做的事情来纠正患者恐惧心理。

这位心理学家在他所写的书中举了一个很成功的例子。有一个老是疑虑别人说他是"小偷",从而引发一系列心理和行为障碍的患者。在一次参加心理学家所举办的集体学习班的时候,心理学家把自己的钥匙当着大众交给这位患者,让他到自己的办公室,打开抽屉将其中的一本书取出来,并拿到学习班中来。起先,任凭怎么说,他总不肯去,患者不敢做这件事,但在学员们的鼓励下,他终于第一次单独一人的情况下能受人之托打开别人的抽屉,取出书籍,完成了一件受人之托的任务。通过这件事让他认识到,别人并没有怀疑他是"小偷",他自己的无端怀疑是一种心理障碍。从此之后,通过反复的实践,这位患者终于获得痊愈。

专家告诉他,这本《心理疏导疗法》是一本通俗易懂的读物,凭主编的水平完全可以读懂,并告诉他,该书的出处以及如何购买,建议他通过自己的努力来矫正个人的心理障碍。

陈主编专注地听完专家的讲解。

谁之错
——一位性病科医生的手记

50. 有关性病疑病症的医学常识

临床上看到的性病疑病症有三种情况：第一种是根本就没有性病而无端地怀疑自己患了性病；第二种情况是过去曾患性病，经治疗确已治愈，但患者仍坚信自己所患性病未愈；第三种情况是有过婚外性生活史，其实并未感染上性病，但是患者唯恐患性病而就诊，经不负责任的医务人员误诊或模棱两可的解释，以后患者坚信自己患了性病。病人以后两种多见，但由于近来对性病的不恰当宣传，无端怀疑自己患了性病的也时有所见。

最近曾见一位50岁农村妇女，坚称自己患性病。经详细询问和诊查，患者与其丈夫朝夕相伴，夜不出户，既无感染性病的条件，也无性病的症状和体征，患者曾到多家医院检查均告知并无性病，但均不能说服患者。性病疑病症的患者中，最常见并难以处理的是第三种情况的病人，由于患者原本出现的症状并非性病的症状，因为误诊为性病而进行治疗，所以其原有症状并不能消除。患者常以先入为主的思维来考虑，坚信自己患的是性病，尤其是经过不负责任的医务人员为了骗取钱财而夸大其所患性病的严重性，更使其到处求医但终不能愈的心痛。

性病疑病症的产生有患者本身心理素质的问题，也有周围环境的问题。患者的性格往往比较内向、固执，对

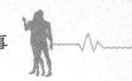

自己的身体健康过分关注。一般来说,传统观念比较强,即使有婚外性生活,也是偶尔失足,生怕将性病传染给妻子和家人。性病疑病症的产生也与患者对性病知识的缺乏,社会上对性病不恰当的宣传有关。有时医生对病情的解释起着关键作用,常常因为医生的一句不恰当的话引发长期困扰患者的性病疑病症。

性病疑病症的诊断当然首先要排除性病的存在。性病疑病症的治疗也只有在充分检查的基础上进行心理治疗方能奏效。

51. HIV 感染与艾滋病

艾滋病全称为"获得性免疫缺陷综合征(AIDS)",是由人免疫缺陷病毒(HIV)感染而引起,导致被感染者免疫功能部分或全部丧失,CD4 阳性细胞数目减少,继而发生机会性感、肿瘤等,临床表现多种多样。该病传播快,病死率高,而且目前无法治愈,引起了各国政府和社会的广泛关注。

HIV 是一种变异性很强的病毒,不同的病毒株之间差异很大,甚至同一病毒株在同一感染者体内仅数月就可以改变,使原中和抗体失去中和效能。

HIV 对外界抵抗力较弱,对热、干燥敏感,不耐酸。

因此,注射器具、医疗用具通过高温消毒、煮沸或蒸汽消毒完全可以达到消毒目的。

HIV对化学品也十分敏感,常用的消毒剂如70%酒精、10%漂白粉、4%甲醛等均能灭活病毒。

HIV的传播途径有以下几种。

HIV主要存在于HIV感染者和艾滋病患者的体液中,包括血液、精液、阴道分泌物、乳汁、伤口渗出液等。任何能够引起体液交换的行为都有传播HIV的可能。流行病学调查证实,HIV有3种传播途径:经性接触传播、经血液传播及母婴传播。

经性接触传播是目前全球主要的HIV传播途径。大约70%～80%感染者是通过性接触感染上HIV,其中异性间性接触传播占70%以上,而男性同性性接触传播占5%～10%。HIV的性接触传播与许多因素有关,如性伴数、性伴的病毒数量、同时感染其他性病、性接触方式、性行为的角色(接受方较主动方危险)、性交发生的时间(在女性的月经期)、女性长期服用避孕药以及是否使用安全套等。

HIV经血液传播有如下情况。① 静脉注射吸毒共用注射器或注射器消毒不严。该途径是21世纪前我国HIV传播的主要途径,截至2000年9月我国经静脉吸毒感染HIV者占报告总病例数的72%。② 输入有HIV污染的血液或血制品,单次输入的传染概率大于90%。③医源性感染。主要是指医疗器具不洁,造成接受医疗服务者感染HIV,其中也包括医务人员在提供医疗服务时暴露于感染者或患者的体液而致感染HIV。

母婴传播是指发生于感染HIV的母亲在怀孕期间、分娩过程中或产后喂奶将HIV传染给下一代的传播途径。

通过流行病学调查研究,HIV不能通过空气、一般的社交接触或公共设施传播,与艾滋病及HIV感染者的日常生活和工作接触不会感染HIV;一般接触如握手、拥抱、共同进餐、共用工具、办公用具等不会感染HIV;HIV不会经马桶圈、电话机、餐炊具、卧具、游泳池或公共浴池等传播;蚊子叮咬不传播艾滋病,但要避免共用牙刷和剃须刀。

HIV感染与艾滋病的临床表现有以下几种。

典型的HIV感染从感染到死亡经历以下阶段:急性HIV感染、无症状HIV感染、艾滋病前期最终发展为艾滋病。

急性HIV感染在感染HIV后6天至6周内可出现类似感冒的表现,如发热、咽痛、淋巴结肿大、肌肉和关节疼痛、腹泻、头痛、恶心和呕吐等,上述症状可持续20多天,不经特殊治疗,症状可自行消退。出现症状后2~4

周，机体 HIV 抗体逐渐转为阳性。这段从感染到血清抗体转为阳性的时间，称为"窗口期"。一般 HIV 感染后，感染者在 3 个月内转阳。

随着急性感染症状的消退，感染者转入无症状 HIV 感染。除了少数可查到淋巴结肿大外无任何症状或体征。成人无症状期可长达 10 年。以后逐渐进入艾滋病前期、艾滋病期，出现各种机会性感染和恶性肿瘤。

HIV 感染与艾滋病尚无彻底治愈的方法。艾滋病是一种与行为密切相关的传染病，尤其现在性行为已成为 HIV 感染的主要传播途径，且性行为牵涉社会学的各个层面，所以控制 HIV 和艾滋病的传播需要政府部门、社会各界共同行动，普及预防 HIV 感染的有关知识，提倡并维护符合社会主义道德、法律的行为，改变社会中存在的不良风气甚至出现"换妻"这样的丑恶行为。

52. 性病的预防

关于性病的预防问题，可以从两个层面来讨论：其一是从预防和控制性病在社会上的流行来讨论；其二是从个体层面来讨论，即个人如何预防传染上性病，以及一旦得了性病该怎么办。

性病即性接触性传染病，预防和控制它在社会上的

第一篇 性病诊室里的故事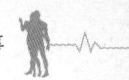

流行,从理论上来说,应该按传染病预防控制的一般规律来进行,即消灭传染源;切断传播途径;保护易感人群。从实践方面来说,新中国成立初期我们有着成功的经验。在那特定的时间和社会环境条件下,通过普查普治性病患者(消灭传染源),取缔妓院,制定一夫一妻制的《婚姻法》,以及社会上人们普遍遵守法律和传统的道德观念(切断传播途径,和保护易感人群),从而在短期内(在1964年)宣布基本消灭了性病。

但是,由性接触而传播的传染病与诸如经消化道传染的伤寒、痢疾,经呼吸道传染的天花、麻疹或结核,由昆虫传染的鼠疫、疟疾等都不同。这些传染病,可以从科学技术层面来解决。曾经夺去大量生命的天花,运用接种牛痘的科学方法来预防,如今天花已经绝迹;自新中国成立以来,由于优越的社会制度,政府采用得力的预防传染病流行的科学方法,一直保持着大灾之后无大疫发生。然而,性病流行的预防不是单纯使用科学技术方法和法律或行政手段能够解决的,必须从人文的、社会学的各个角度,采取综合性措施才能得到有效的控制。

例如,性病不可能采取像其他传染病一样,按照《传染病防治法》实名制地向行政主管部门进行传染病发病报告,因为来性病科就诊的患者不可能强制他按照实名制来提供有关信息。如果这样做,不仅起不到预防性病

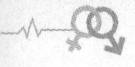

谁之错
——一位性病科医生的手记

流行的效果,而且将可能出现严重的后果,甚至威胁着医生的人身安全——这种惨痛的教训是曾经发生过的。

又如,对于性病传播流行起着关键作用的卖淫嫖娼活动,也不是单靠社会治安法规可以解决的。尽管公安机关经常开展扫黄活动,半夜出动警力,搜查旅社、浴室、理发店、洗头房、足疗房等场所,可能会抓获几个正在进行卖淫嫖娼的男女。第二天报纸上会出现抓获多少嫖客、卖淫小姐的新闻,甚至在电视上还会出现一些需要做技术处理的画面镜头,但是说实在的,采取这样的措施来打击卖淫嫖娼活动,收效是十分有限的。在市场经济的环境中,只要有需求,就会有服务,这是经济发展的规律。要想从根本上解决卖淫嫖娼问题,还需要从为什么有嫖客、女人为什么卖淫的根本原因进行分析,采取相应的措施,才有减少这种社会丑恶现象的可能。

例如,对于嫖客的出现,就涉及经济条件、夫妻分居、"性"观念和"性"态度等问题;对于妇女卖淫也有不同的具体情况,如缺乏谋生能力、就业困难、游手好闲、贪图享受或被黑恶势力所控制等,解决这些复杂的情况需要从经济分配制度、就业和居住条件、社会治安、教育导向等多方面着手。

关于个人预防传染上性病的问题,其实只有一句话,即严格地遵守一夫一妻制。原配夫妻,而且互相绝对忠诚，一般来说就不会传染上性病。像"诊室故事"中所说的一家有5口传染上梅毒的方式非常少见。在前面的故事中，那位教导主任其实是很正统的，他只是与他的同事偶尔有染，没想到一种难治的"尖锐湿疣"性病就光顾了他；有人包了"二奶"，自认为是安全的，但其实不然，照样得了性病；昔日的同居情人也不可靠，旧情复燃之后也得了性病，如此等等。所以说，只要有非婚性生活就有传染上性病的可能，这是人人都应该牢记的。目前，在性行为过程中能确切有效地预防性病传染的方法大概只有用安全套了。首先安全套的质量要好，再则使用方法步骤要正确。以下将安全套的正确操作步骤抄录如下。

小心打开包装，注意不能用牙咬，避免刀剪以及指甲、戒指划破安全套，注意检查正反面；捏住安全套顶端挤出空气，为储存精液留出一些空间；右手捏住安全套顶端，如未做过包皮环切，左手可将包皮轻轻后拉，自上而下将安全套展开套住整个阴茎，直至根部；射精后捏住安全套开口端，在阴茎疲软之前缓慢退出，注意捏住安全套小囊开口处避免精液流出；将用过的安全套打结后丢到垃圾桶中，洗手。

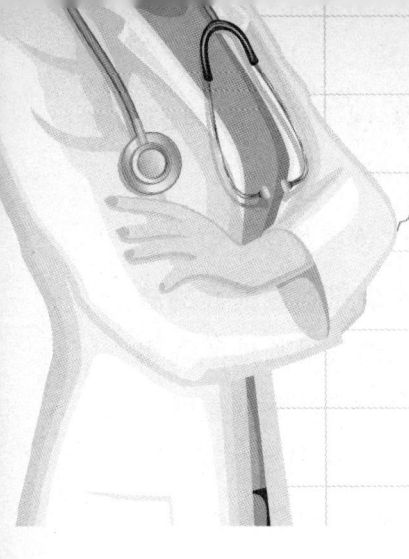

第二篇

对性的功能和价值认识的回归

1. 性是动物的本能

生物进化论认为,人类是由动物进化而来的。现代人,即智人,其在生物界的位置是属于最高等的动物,即动物界→脊索动物门→哺乳纲→灵长目→人科→人属→智人。动物中的每个物种之所以能延续,是靠性来实现的,所以性是动物的本能。人类既然是由动物进化而来的,是动物界的一个物种,所以也符合动物界的一般规律,为了延续智人这一物种,性也是人类的本能。从这一点来看,人类的性与动物的性没有多大差别。

但是,人与动物是有本质差别的,人是一种特殊的动物。通常认为,两足直立行走、制造工具、发达的大脑、语言和意识以及社会组织等特征是人与动物的本质区别。

我们的祖先经历了从树上到陆地生活、直立行走、脑容量达到相当水平(发明和使用工具)以及建立社会组织这四个连续的过程,使人最终与其他动物区别开来。但这四个因素出现的顺序有的认为是直立行走在先,有的认为脑容量达到一定水平在其他几个因素之前,有的认为人类首先从树上转移到陆地,而文化的适应则在后期起到关键的作用。

归根结底,人类与动物有着本质不同的是,人有思想、有文化,是社会化了的人。人有生物学的属性,更有社会属性,每个人都是社会的成员,扮演社会角色,参与社会活动。人的行为,包括性行为当然要与社会相适应,要受到社会各种规则的约束。

2. 人类个体的生命是父母给的

按照进化论的观点,人类是从动物通过自然选择的法则一步一步进化而来的,不是神创造的。自从猿猴进化成人之后,人与动物就有了本质的区别。前面提到通常认为,两足直立行走、制造工具、发达的大脑、语言和意识以及社会组织等特征是人与动物的本质区别。古人类在适应生活环境的过程中,不断地改变生产方式和生活方式。当人类社会发展到一定阶段时终于产生了婚姻、家庭这种与一定社会的生产方式和生活方式相适应的两性和血缘关系的社会形式。

婚姻是男女双方以永久共同生活为目的的,以夫妻的权利和义务为内容的合法结合。家庭,是共同生活的,其成员间互享法定权利,互负法定义务的亲属团体。合法性是婚姻的本质特征。

婚姻的自然属性是基于男女两性的差别和人类固有的性的本能,是婚姻的生理学基础。作为自然因素的两性结合和血缘关系普遍存在于一切高等或较高等的动物界。但是人类的婚姻还具有社会属性,婚姻家庭是社会关系而非自然关系。或者说,婚姻家庭只是借助于某些自然条件而形成的社会关系,是人类社会特有的社会关系。家庭是社会的细胞,人类人口的再生产是通过婚姻家庭中的生育行为而实现的。

"人是爹娘生的",人类个体的生命是父母给的。这是自古以来人们的共识,是天经地义的。父母抚育子女是应尽的天职,父母对子女的爱是无私的、最高尚的。子女赡养父母是应尽的义务,孝敬父母是传统的道德观念。

但是,在科学技术飞速发展的今天,这些传统的认识和道德观念正受到挑战。由于生命科学的研究成果不断涌现,DNA双螺旋结构的发现、人类基因图的完成、克隆羊的诞生、生殖医学技术的提高等等,"科学家们"企图

第二篇　对性的功能和价值认识的回归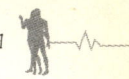

改变人类繁衍的形式；有的试图通过干细胞培养制造甚至生产器官，不仅为器官移植提供供体，而且还有提出用生产出的器官"组装"成个体生命的悖论；有的"生殖医学专家"扬言可以用基因技术任意创造不同皮肤、头发、虹膜颜色组合的生命个体。

人类个体的生命是父母给的，因而是神圣的，是应该让人敬畏的。一旦人们的观念认为，人的生命是可以用科学技术任意生产的，那么就可能失去了对生命的神圣感和敬畏感，其后果是令人十分担忧的。

3. 生命与人生的区别

人类文明发展到今天，"人"这个物种不是由神创造的，这是一个已经获得共识的科学结论；即使是信仰宗教的人士，也不会去否定这一科学结论。自从达尔文创立了进化论之后，人类是由动物进化而来的观点也已经形成了共识。人类在漫长的进化进程中，经历了自然选择的洗礼，最终因为大脑的高度发达，形成了高度的智慧，具有独特的思维，创造了语言和文字，建立了社会组织，从而从动物界分离出来，形成了在地球上最高级的物种——智人。

人的个体是由爹娘生的，这是人人都知道的常识。

正是这一人人都认同的常识，才反映出人与动物的根本区别，这是因为只有具有高度智慧的人类才具备这种认知的能力。高等动物的个体虽然也是雄性与雌性通过性交而孕育出来的，新出生的个体在其幼小阶段也可能在其"父母"的照料下成长。但是，这仅仅是生物学的关系，新出生的个体与其"父母"的关系不会超越这种生物学关系，它们不具备像人类一样认知这种关系而建立起父母与子女的社会关系。这就是人类与动物的根本区别，即人除了有生物学属性之外，还具有社会学属性。

什么叫人生？人文学家认为，人生实际上由两大部分构成，即生命与生活。生命是人生的存在面，生活是人生的感受面；生活是一个点，生命是一条流。

如果仔细分析和体会，生命与生活是互相伴随的，没有生命，就谈不上生活；没有生活，生命也就不能存在。生命是一条流，这条流的每个时相也是改变着的；而与生命各个时相相应的生活的各个点，连接起来也是一条流。

因此，人生这个词从字面上来理解，应该是从生命的起点到终点的整个过程。从比较完整的概念来说，人生应该是生命和生活过程各种要素的叠加。每个人都有一幅属于自己人生的画卷。人的生命可以追溯到父母精子和卵子结合，成受精卵并在母亲子宫内膜中着床的时刻，因为此时已经具备一个完整生命的结构，从这个起点，如

第二篇 对性的功能和价值认识的回归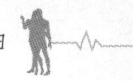

果不发生意外,将发育成一个完整的人的个体,终点则是各种生命体征完全消失。这个生命过程包括依序推进的胎儿期、新生儿期、婴儿期、幼儿期、学龄前期、少儿期、青春期、成年期、老年期。在这个过程中,也可能在任何一个时点,因意外地遇到致命的因素而导致生命戛然而止,宣告终结。

生命的起点与人生的起点有些不同。生命的起点是纯从生物学意义来理解的,人生的起点则应该从人的属性来理解。人不仅具有生物学的属性,而且具有社会学的属性。人生的起点应该是从个体脱离母体,并发出第一声啼哭声音的那一刻开始。因为那一刻他(她)不仅是一个活着的有生命的个体,而且取得了社会成员的资格。从此,他(她)可以报上户口,取得国籍,有爸爸、妈妈、爷爷、奶奶、外公、外婆、叔、伯、姑、舅、姨,形成了各种社会关系,从此他(她)的幸福人生正式开始了。

人生的生活则要复杂得多。包括生命早期父母和亲人的呵护、教育和抚养,从而使个体能顺利地发育、生长和成长,接着是接受教育的经历,接踵而来的生活要素包括职业与谋生、事业和贡献、爱情、婚姻和家庭等等。这些要素的具体情况每个人是不同的。这些经历叠加起来,构成每个人独有的、丰富多彩的人生画卷。

4. 人类对"性"的追求有更高的层次

人是最聪明的动物,人的大脑能思维,有思想和意识,懂情感,创造了语言和文字,可以使用语言和文字进行互相交流。人有求知的欲望,能对事物包括人类自身在内进行研究,以认识事物的本质。这些都决定了人与动物在对待"性"的问题上是有根本区别的。

首先,人类对"性"的追求不仅仅像动物一样局限于发泄性欲冲动和繁衍后代,以满足生理的需要,而是倾注了浓浓的情感,以满足更高级的心理需求,所以对性的追求有着更高的层次。

其次,人不仅有生物学的属性,而且有社会学的属性。从个体角度说,人类具有两种承继:一类是生物性承继,即人类的繁衍与生存继续,即生物学的属性;另一类是人类有别动物而独有的,文化的习得与传承,也就是社会学的属性。

从群体角度说,文化的习得和传承是不同族群、不同社会赖以存在和延续的方式和手段,同时也是族群认同的过程和标志之一。人们通过代代承继的语言、服饰、饮食习惯、人格、信仰、共同祖先和社会经历,认同于某一族群,成为其中的成员并接受该族群各种规章制度的约束,并以此区隔于其他族群。

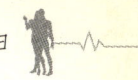

人的行为是受心理支配的,而人的心理不仅受生理状态的影响,而且受社会文化的影响。所以,人类对"性"的态度以及行为不仅与动物不同,而且在不同的时代、不同的地区也有差别。即使在当今高度文明的时代,各地区、各民族对"性"的开放和保守程度、一夫一妻还是一夫多妻的婚姻制度仍有不同。尤其是青年男女恋爱的方式和结婚庆典的形式表现得丰富多彩,以致某些地区将这些内容当作吸引游客的旅游资源。

5. "性"是婚姻的生理学基础

婚姻家庭是人类社会发展到一定阶段的产物,是与一定社会的生产方式和生活方式相适应的两性和血缘关系的社会形式。婚姻,是为当时社会制度所确认的男女两性互为配偶的结合。家庭,是以婚姻、血缘关系和共同经济为纽带而组成的亲属团体。婚姻制度的确定,是出于维护两性关系社会秩序的客观需要。婚姻家庭关系一经法律调整,便成为婚姻家庭法律关系,这种法律关系的主体,即婚姻双方和其家庭成员,便被一定的权利义务连接起来。

男女两性的差别和人类固有的性的本能,是婚姻的生理学基础。通过生育繁殖而形成血缘关系,是家庭的生物学特征。

但是，婚姻家庭是社会关系而非自然关系。或者说，婚姻家庭只是借助于某些自然条件而形成的社会关系。作为自然因素的两性结合和血缘关系普遍存在于一切高等或较高等的动物界。然而，动物界虽然普遍存在两性结合而产生有血缘关系的新个体，但是它们之间不可能互相认同，更不可能形成共同生活的团体。只有具备认知能力和富有情感的人类，在社会发展到一定阶段时才出现婚姻家庭，所以婚姻家庭关系是人类社会特有的社会关系。婚姻家庭的本质只能取决于其社会属性，而不能取决于自然属性。

正因为男女两性的差别和人类固有的性的本能，是婚姻的生理学基础，所以当前出现的一些诸如在西方存在的"同性恋婚姻"等情况仅被少数国家和地区所接受。在我国，没有"性爱"的婚姻是准予离婚的理由之一。

6. 婚姻是家庭的基础

有人说，家是一份浓浓的情，家是牵挂，家是爱。家开始是已经缔结婚姻的父母产下了子女并为子女构成的一个强大的磁场，形成了一个以父母为核心的家庭，兄弟、姐妹在父母的呵护下成长，围绕在父母身边共同生

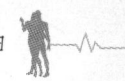

活,共享家庭的幸福。后来子女长大,各自成婚,又成为新一代的父母,一代传一代,天长地久。寻根究底,婚姻才是家庭的基础。

家庭是社会的细胞,家庭的和睦幸福,是社会和谐稳定的基础。如此说来,性是婚姻的基础,婚姻又是家庭的基础,家庭又是社会的细胞,家庭的和睦又是社会稳定的基础。由此可见,性的功能和价值有多大! 从人类个体的层面来看,它是人们获得幸福的渊源,从社会的层面来看,它是影响社会稳定和发展的重要因素之一。难怪凡有识之士及社会学家对与性有关的婚姻家庭都予以特别关注,以至于新中国成立之后颁布的第一部大法就是《婚姻法》。

7. 一夫一妻制与一夫多妻现象

一夫一妻制的婚姻制度是人类文明程度最高的婚姻制度,是社会生产力发展到相当高的水平,社会文明发展到相当高度才形成的婚姻制度。现在的发达国家法定的婚姻制度都是一夫一妻制。我国自新中国成立之后颁布的第一部婚姻法,就明确规定实行的是一夫一妻制。按照现在的法律,如果一个男性同时与两个女性形成夫妻关系或一个女性与两个男性形成夫妻关系,那就犯了重婚罪,是要受到法律制裁的。

但是,在新中国成立之前,并没有明确婚姻制度的婚姻大法,婚姻多沿袭"父母之命、媒妁之言"的方式而结合,丈夫的一纸"休书"就把婚姻关系解除了。

为此,一夫多妻的现象是普遍的。地主老财多数纳妾,军阀政要多有姨太,不过,拥有最多妻子的男子自然要算皇帝了。皇帝除拥有许多有名分的妻子,如三宫六院七十二妃等,而且还可以随心所欲地拥有女人。皇帝的妻子中究竟有多少人一辈子都见不着自己的丈夫——皇帝,没有人统计过。

当今还有些国家实行一夫多妻制。不久前,新闻界曾报道了南非总统祖马的婚姻趣事。报道称,祖马奉行一夫多妻共娶五房,其中35岁的二夫人红杏出墙,她与总统的贴身保镖有染,曾被总统赶出家门。但后来二夫人按照当地的风俗,给总统赔偿了一头白山羊,并当场宰杀,这一谢罪之举,获得总统的谅解。现二夫人已经产下一个男婴,成为总统的第21个孩子。该后续报道称,为了证实该男婴确实是总统的亲生儿子,避免将来的遗产纠纷,总统可能不得不去做亲子鉴定。

我国是社会主义国家,婚姻家庭是真正的一夫一妻制度。它具有婚姻自由、男女平等、一夫一妻、保护妇女儿童和老人合法权益等基本特征,它反映了社会主义的

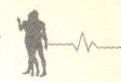

政治、法律、道德等对婚姻家庭的要求。

我国《婚姻法》第二条规定：实行一夫一妻的婚姻制度。这一制度表明：

（1）任何人，不论其地位高低，财产多少都不能有两个及以上的配偶。

（2）已结婚的人，在配偶死亡或离婚前，不得再行结婚。

（3）其他的一切公开的、隐蔽的一夫多妻或一妻多夫的两性关系都是非法的，应当予以处理或制裁；如果重婚要受到刑事处分；通奸、姘居要受到道德谴责或行政处理。

之所以做出以上规定，是社会主义制度婚姻关系的必然要求。这是因为婚姻制度的确定，是出于维护两性关系社会秩序的客观需要。婚姻家庭关系一经法律调整，便成为婚姻家庭法律关系，这种法律关系的主体，即婚姻双方和其家庭成员，便与一定的权利义务连接起来。做出这样严厉的法律规定，才能确保婚姻双方和其家庭成员的合法权利，才能最大限度地维护两性的社会秩序。

8. 婚姻生命力——夫妻相互忠诚

一夫一妻婚姻制度真正实行，有赖于夫妻双方对婚姻的正确认识和所持认真且稳重的态度。婚姻是男女双

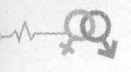

谁之错
——一位性病科医生的手记

方以永久共同生活为目的的结合,双方互相忠诚,包括性生活方面的忠诚,是婚姻专一性和排他性的必然要求。就一夫一妻制的本质,特别是社会主义制度下的一夫一妻制而言,夫妻互相忠诚是婚姻赖以维系和巩固的必备要素,是婚姻生命力之所在。一方对另一方不忠诚,应视为违反婚姻义务,是不符合法律和道德要求的。

但是,纵观历史,横观现实,夫妻相互不忠的情况很普遍。曾有一位性病患者坦然地问我:"你相信现在还有对妻子忠诚的男人吗?"我感到愕然。但在我的观念中确实认为在我周围的大多数男人对妻子还是忠诚的,当然耳闻的风流韵事也不少。尤其是在性病诊室中接待性病患者时,确实感到丈夫对妻子不忠或妻子对丈夫不忠的情况太多了,法律在这方面显得多么苍白无力与滞后。

当今夫妻之间不忠诚的情况为什么如此普遍呢?原因是多方面的。

有人说,现在虽然有《婚姻法》作依据,但是法律是讲证据的。众所周知,性行为都是隐蔽的;即使是合法夫妻的性事,也只在洞房内进行,所以称为"房事"。何况是不合法的性关系呢,岂不隐蔽得更深!所以要按照法律取证是很困难的。再说这种事只有当事人的配偶才会去追究,旁人是不会去理睬的。法律的原则是民不告,官不究。所以,不合法的性行为是大量的,被追究的却只是

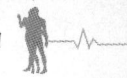

少数个别的。这就助长了不合法性行为的当事人的有恃无恐心理。

有人说,当今夫妻之间不忠诚情况的普遍存在与人们的诚信理念普遍缺失有关,这样的提法不是没有道理。试问,各种媒体中大量的虚假广告有谁去追究?拥有巨额财富的房地产商漠视房产质量问题,甚至出现了"楼歪歪""楼脆脆"等严重质量问题时,有多少人能讲诚信,主动去承担责任?甚至连最后的一片净土——大学校园中也被污染了,有些著名大学中的权威教授,在他们的学术论文中也有虚构或抄袭的现象。对比起来,夫妻不忠诚只不过是两人间的区区小事,人们还能把它当回事吗?

有人说,当今夫妻之间不忠诚情况的普遍存在与人们在市场经济环境中价值观发生改变有关。人们的头脑中,只有一个"钱"字,一切都用钱来衡量;不仅物质的东西用钱来衡量,连精神的东西也全用钱来衡量。作为最高等动物的人来说,"人格"两字无疑是最值钱的。人们常常说"我用人格来担保",以表明所说的事确实是真实的。如今却有人会问"人格值几个钱",言外之意"人格"已经不值钱了。试想,连人格都不值钱了,还有什么事不能干呢?对夫或妻不忠诚这点事还能算事吗?

凡此种种,都是现代人碰到的现实问题。

9. 生物学家和心理学家关于"人性"的说法

关于人的本性是善还是恶的问题,自古以来,就存在不同的看法。自从儒学的奠基人之一孟子创立了"性善说"以来,这种观点长期以来在我国为人们所信奉。这从流传时间最长、地域最广的启蒙教科书《三字经》中的开篇语"人之初,性本善"就可见一斑。但是,也有不同的观点存在,例如,战国时期的告子就创立了"性无善恶论",认为人生来只有求生存和生殖两种欲望,所以"性"是"无善无不善的"。到了西汉,杨雄又创立了"性善恶混论",认为人之本性是善与恶互相混杂的,即"人性有善有恶论"。

最近读了一本书,书名是《道德的动物——我们为什么如此》([美]罗伯特·赖特著. 陈蓉霞、曾凡林译. 上海科技出版社,2002年出版)。该书以达尔文(1809—1882,英国博物学家,进化论的奠基人)的生平及其作品为脉络,从一些非常有趣的社会问题出发,逐步深入到人类进化的生物学基础。作者还总结了最新的心理学研究进展,从进化的角度审视了人类的情感、友谊和竞争、攻击等心理和行为,对人类基于基本的道德假定的日常行为及其动机进行了思索,最后得出的结论是:人是动物,而且是道德的动物。其中,关于人的本性问题是这样叙述和解释的,摘录如下。

弗洛伊德(1856—1939,奥地利心理学家,精神病医师,精神分析学派创始人)最出色的地方是看到了人类作为高等社会动物的矛盾一面,它是一个动物冲动与社会现实之间发生冲突的地方。人类本性是好色的,贪婪的,自私的,但又不得不文明地与其他人一起共同生活——通过复杂的合作、承诺和束缚,以达到我们动物性的目的。从这个角度就得出了弗洛伊德关于心理的最基本观点。

关于这种冲突的生物学观点:认为人类大脑是一个"三位一体"的大脑,它的三个部分重演了我们的进化进程:一个爬行动物的中枢(基本驱动力的所在位置);被"古哺乳动物"大脑所包围(赋予我们祖先具有对子女的感情);它又被"新哺乳动物"大脑包围。庞大的新哺乳动物大脑带来了抽象推理、语言以及对家庭外成员的选择性感情。这个模型抓住了进化轨迹中的一个(或许是唯一的一个)关键:从独处到群居,目标仍是为了食物与性,但付出的努力却越来越复杂多样。

弗洛伊德的"本我"——基本的兽性——可能源自于爬行动物的大脑,是前社会进化历史的产物。"超我"——宽泛地说,亦即良知——是更近的产物。这是许多压抑和内疚的来源,它们用一种遗传学有利的方式来束缚本我。超我使我们不去伤害同胞或忽略朋友。"自我"是中间部分。它的最终,也是无意识的目标,就是本我的那些目标,然而它通过长期的筹划,时刻记住超我的告诫和斥责来追求这一目标。

这一段文字是很精彩的,它道出了人类本性的遗传学基础。不管人们爱听不爱听,人类至今并没有完全脱离了兽性。那些强奸犯、抢劫杀人犯、发动战争、大量屠杀良民的战犯以及滥杀无辜的恐怖分子与禽兽何异?贪官污吏和腐败分子之所以屡禁不绝,婚外情之所以泛滥大概都与人类继承有爬行类大脑痕迹的因素有关吧!

但是,人类社会的前进方向总是越来越文明的。法律、道德以及善良总是代表着人类社会文明的发展方向。我国在四川汶川、青海玉树发生的大地震,在甘肃舟曲发生的特大泥石流自然灾害期间涌现出大量的、感人肺腑的事迹,一方有难、八方支援的精神,都证明了这一点。不过,充分发扬人类的文明精神,消除贪婪、好色的劣性还是应该经常提醒和警戒的。

10. 科学家心目中"性"的价值

人类的两种基本欲望是获得食物,以维持生命的持续生存;通过性活动繁衍后代而保持物种的延续。所以

第二篇　对性的功能和价值认识的回归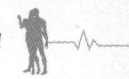

中国古代就有"食、色性也"之说。为了获得食物，最初人们学会了狩猎、放牧和耕种；为了御寒，学会了纺纱织布，挖穴筑巢和修建房屋。随着经验的积累、知识的增长，人们在认识世界的同时，开始发挥改造世界的能力，出现了科学和科学家。

有人说西方的科学可分为两大阶段，近代以前的和近代以后的。前者了解自然的目的是为了更好地热爱自然，后者了解自然的目的则在于操控自然或改造自然；前者科学与自然的关系是情人与情人的关系，后者科学与自然的关系是暴君与臣民的关系。后一种科学乃是技术化了的科学。科学，尤其是当代技术化了的科学，总为我们提供大量旨在满足我们的肉体需要——所谓衣食住行的物质资料或物质财富。科学技术还能通过创新创造出大量人们过去从未享用过的物质产品，并且依此去激发或培育他们对这些产品的需求和欲望。凡此，就像吸食毒品一样地使人们一旦染上就无法摆脱。总之，可以简单地说：大众需要科技，主要是因为科技可以为人们带来肉体的舒适和享受。

人类随着对"性"研究的不断深入，科学家们不断地开发利用其成果为人类服务和利用。我国的科学家袁隆平，创造了水稻的杂交技术，大幅度地提高了水稻的产量，为解决我国13亿人口的吃饭问题做出了杰出的贡献。

我国利用对"性"的研究成果,推广、普及多种避孕措施以实现计划生育,达到控制人口的过快增长,为我国加速实现现代化的进程做出了重大贡献。

但是,也有一些"科学家"利用人们对性行为愉悦作用的过分追求,研制了一些"春药",获取了巨大的经济利益,以致有人曾把"伟哥"的出现,称为"裤裆里的革命"。

随着DNA的双螺旋结构模型的发现和有关基因技术的发展,克隆羊、克隆牛的成功,有些"科学家"产生了"克隆人"的念头,因此受到人类伦理学家们的抵制和批判。

11. 生殖医学的是与非

当代的人文学家对医学提出了如下的见解:每个人都有求医的体验,都有关于医学的基本理解。作为常识,医学既是科学、技术,又是人学、仁术。当代社会,技术统治了医学,疾病被通透地探究,精细地处置,而痛苦却被无情地漠视,甚至被彻底地遗忘,医学的科学性、技术性与人文性、社会性被深深地肢解了,真理与真谛、正确与正义发生了冲撞,于是,引发了人们对医学的目的、职业

第二篇 对性的功能和价值认识的回归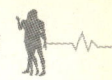

价值的怀疑、反思与批判。

作为当代医学的一个分支——生殖医学也存在科学与伦理方面的是非考量。医学的目的本来是很清楚的，是为了治病救人，"救死扶伤，实行革命的人道主义"。但是，随着科学技术的发展，把这样常识的问题复杂化了，以至于大多数医生每天忙忙碌碌都不知道在忙什么、在为什么而忙碌。例如，每天做那么多的手术是不是真的都有必要？对病人究竟有多少意义？记得多年前，《健康报》中曾经报道过前卫生部陈敏章部长，他在临终前对去探望他的老同学发出过，对他当初的手术"又何必呢"的感慨，就可见一斑。

不孕不育是可能存在于男方或女方的生理或心理方面的疾病，历来医生们都对男性或女性作出过适当的诊断和治疗，如中医用"壮阳药"治疗男性的阳痿、早泄，用"调经药"治疗女性的月经不调，西医用"输卵管通气"技术治疗女性输卵管阻塞等。如今医生的知识增加了，不孕不育专科的医生们可以采用促进女性排卵的激素来治疗女性的"不育症"，结果呢，女性一次月经排出几个卵子，引起了多胎概率的增加，如今不仅双胞胎增加，而且三胞胎、四胞胎也屡见报道，甚至还有五胞胎的。

手头有张报纸，是介绍某市妇儿中心获准试运行"供精人工授精技术"之后的后续调查报告：半年中该中心

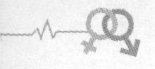

谁之错
——一位性病科医生的手记

有39对夫妇申请"供精人工授精",其中有11对夫妻"有喜了"。相关链接的信息披露,该市并无精子库,其精子的来源是与外地的精子库签订合同获得的。为了提高成功率,每位申请供精受孕者都要申请2份精子,每份精子的价格是3 000元,2份即6 000元,加上其他的费用,施行这项技术的费用大约要8 000元。消息还披露,目前浙江有600对夫妇在排队等精子。不知道这样的报道、这样的技术是在救死扶伤,还是只要市场有需要就可为之的商业行为?

文章承认,申请使用借精生子的夫妇,生下的宝宝与父亲是绝对没有血缘关系的,也就是说,所谓的父亲只能是养父而已。生父在哪里,是谁?不仅宝宝终身不能知道,宝宝的母亲也与宝宝一样,终身也不能知道。这样的结局,从伦理的角度来考虑对宝宝和他(她)的母亲不知道是否有失公平。

现如今,辅助生殖的"试管婴儿"技术已经相当普及,不仅在北京、上海这样的特大城市中的顶级医院开展这种技术,很多省级医院也都能开展。所谓"试管婴儿",就是让卵子在体外通过人工的技术,让精子进入卵子而受精,并使受精卵在试管中发育成胚胎,再将胚胎植入女性的子宫内膜,让其发育成胎儿。

这种技术,根据卵子和精子的来源,可以有以下几种

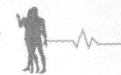

情况:

妻子的卵子,丈夫的精子。这种情况可用于妻子的输卵管完全堵塞或类似情况而不能受孕者。

丈夫的精子,"志愿者"的卵子。这种情况用于妻子没有卵子者。

妻子的卵子,"志愿者"的精子。这种情况用于丈夫没有精子者。

当然,这种情况只有理论上存在。

这种辅助生殖技术只有运用于丈夫的精子和妻子的卵子才符合伦理和婚姻法,而且只有将试管内发育成的胚胎植入妻子的子宫而发育成的胎儿,出生之后才与婚生子女相同。

其他的两种情况,即用丈夫的精子与"志愿者"的卵子结合,或用妻子的卵子与"志愿者"的精子结合,如果仔细分析,这两种情况的实质与"重婚"无异,而且因为所产生的个体无法确定其真实的"生父"或"生母",由此产生的伦理道德问题比"重婚"更严重。如果夫妇双方中有生育能力的一方有生育的愿望,可以依法离婚和再婚来实现;如果不想离婚又想要子女,可以依法领养孩子,可以堂堂正正地做法定的养父母。

采用试管婴儿辅助生育技术时,如果将多个胚胎植入妻子的子宫而产生的多胎行为,应该说同样是违反计划生育政策的行为。

采用将试管婴儿的胚胎植入他人的子宫而获得子女的行为(借腹生子)是严重违反伦理道德的行为。

12. "性"价值

自古以来,政治家常常利用"性"来为政治服务。最有代表性的例子是汉族很多朝代的统治者常用皇室的公主与周边少数民族的统治者通婚、联姻,以达到安邦和好的目的,典型事例是汉朝的王昭君和唐朝的文成公主。王昭君于公元前33年自己请求出嫁给匈奴,对汉朝和匈奴的和好关系起了很大作用。她的故事成为后来诗词、戏曲、小说的流行题材。文成公主是唐太宗的养女,贞观十五年(公元641年)去吐蕃联姻。在她的影响下,汉族的制碾磨、陶器、纸、酒等工艺及历算、医药等陆续传入吐蕃,对吐蕃经济和文化的发展,汉藏两族人民友好关系的加强做出了重要贡献。她曾在拉萨创建小昭寺。在大昭寺内有藏人为纪念文成公主而塑造的文成公主的塑像。

在我国古代春秋时期,位于现在江苏、浙江一带的两个国家吴国和越国曾有多起战事。起先吴国在国王夫差的指挥下打败越国,后来越国国王勾践卧薪尝胆,励精图治,越国复兴后在勾践带领下又打败了吴国,吴王夫差最

第二篇　对性的功能和价值认识的回归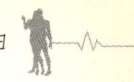

终自杀。这些内容都有史料记载。然而,越王勾践是用什么办法打败吴王夫差的呢? 其中有一说是:越王勾践被打败且被俘后,便把越国以西施为代表的一群美女送给吴王夫差,供他寻欢作乐,不仅使越王勾践获得释放,而且让吴王夫差迷恋于女色,失去了治国的意志,致使勾践打败了夫差,迫使夫差最终自杀。这也许是流传于社会的添油加醋故事,但是历代的国王中因贪迷女色而失去政权的事却屡见不鲜。

近现代的间谍战中常常使用"美人计"并屡屡得手,也映证了中国的一句古话"英雄难过美人关"。例如,腐败官员也常栽在情妇或"二奶"的裙下。我国曾有多名省部级官员因收受巨额钱财(超过500万元人民币)而被判处死刑缓期执行或无期徒刑,其中多数都有包养"二奶"或嫖娼的劣迹。这些都是"性"对政治的负面作用,为要从政者当应引以为戒。

13. 爱情无价,婚姻有值

在中学时代读过鲁迅的文章《为了忘却的纪念》,文章中写到革命者柔石表达情怀的小诗"生命诚可贵,爱情价更高;若为自由故,两者皆可抛",意思是爱情比生命还珍贵,是无价的,然而为了"自由",也就是革命者的信

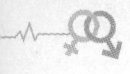

仰,生命和爱情都可以抛弃而不顾。所以,对于革命者来说,革命信仰是最最宝贵的。

从中可以体会到,人类最高的追求是精神层面的东西。爱情是最高的情感,是属于精神层面的,所以不能按照物质的东西来估算它的价值,它是无价的。

但是,作为体现爱情的婚姻却是有价的,而且每个人表现出的价值有巨大的差别。例如,当今男人的婚姻会根据自己和家庭的经济力量来安排,如根据自己的经济条件来选择配偶,来选购结婚的住房,甚至包括婚纱照、婚庆的各项开支,经济实力一般的,上述各项开支都会精打细算;最不幸的是那些自己没有一份好工作,收入不丰,又没有丰厚的家庭后盾的帅哥。研究表明,帅哥应该最能吸引女人的,但是很多帅哥因为没有供女人消费的经济基础,更买不起住房和轿车,而受到适龄女性的冷落。女人的婚姻则会根据自己的"身价"来追求。女人的"身价"大致包括年龄、身材的高矮和曲线,脸蛋的模样、受教育的程度和个人的"气质"等等。"身价"高的如女大学生超过半数都会选择"富二代",不论文艺或体育的明星大致都想嫁豪门。但是"身价"没有估价的机构和专业人员来确认,多半是自我评价的印象,所以总有自己定错了价位的情况发生,以致错过了"身价"最重要的因素——年龄,不得不进入"剩女"的行列。

第二篇　对性的功能和价值认识的回归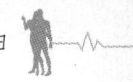

人类最高层次的追求是精神方面的追求,但是在讲求功利的社会氛围中,物质的追求远远胜过精神的追求。

14. "大男""剩女"产生原因种种

当今社会大龄未婚青年的增多引起社会各方面的关注,有人将其称为"大男""剩女"现象。很多组织和团体举办过大型相亲会,以帮助他们解决现实的婚姻问题。在报道这方面新闻的电视中,常见有很多大龄青年的父母聚集在相亲会上,在张贴的信息中寻找适合的对象,并将有关信息记录下来。在相亲会上有的男方和女方的家长互相交流,场面好不热闹。

大龄未婚青年为什么会迅速增多呢?经过观察和思考,大致有以下几种因素。

(1) 教育体制的影响。

随着大学的扩招,不仅大学本科毕业生数量增加,而且具有硕士学位和博士学位的年轻人也大量增加。这些高学历人员的增加,是大龄未婚人员增加的基础。假如我们计算一下这些人员受教育的时间,就可以知道他们走出校门时的年龄。本科生的受教育时间为小学6年,初中3年,高中3年,大学4年或5年,共十六七年。如果6岁上学,他们走出校门时的年龄至少在22岁或23

岁。硕士生再加3年,他们走出校门时的年龄至少在25岁或26岁;博士生再加3年,他们走出校门的年龄则在28岁或29岁。这是最顺利的情况。实际上有很多学生要经过复读的过程,走出校门的年龄比上述年龄要大得多。这些高学历的人员走出校门之后的境遇并不都一帆风顺,由于高学历人员的迅速增加,他们就业的竞争强度也增加了,而所得的经济收入却在迅速地下降,所以当他们走出校门时的年龄根本不具备谈婚论嫁的条件。等到在社会上打拼了几年再来谈婚论嫁时,已经进入而立之年,不知不觉就进入"大男""剩女"的行列。

问题还在于,当今的许多岗位是否真正需要如此多的高学历人才。例如,现今的三级医院招聘医生的条件都定在博士学位,至少要求硕士学位;某些二级医院招聘医生也要求硕士学位,甚至有要求博士学位的;大量的优秀本科生被拒绝于二、三级医院门外。其结果如何呢?现在毕业的大量硕士、博士都是从本科毕业之后直接考硕士和博士的,他们普遍缺乏临床经验,刚进医院时并不能胜任临床本职工作,仍需要从头接受临床培训,从医院的角度考虑,与招收本科生进行培养并无差别。有时本科生由于年轻、医院科室中所有的临床医生都可以成为他们的老师,学习时没有包袱,所以在临床技能方面进步得更快,而硕士或博士由于刚进医院时的技术职称比较

第二篇　对性的功能和价值认识的回归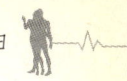

高,反而形成包袱,如果不把自己摆正位子,就有可能影响了临床技能的学习。我曾经在京郊一家二级医院遇见一位高中毕业以优秀成绩考入某医科大学7年制护理专业的学生,毕业时获硕士学位,应聘到那家医院工作,其时已经25岁。25岁才进入医院与中专毕业的18岁姑娘同时干一样的护理工作,手脚自然已经不如她们灵活。她感到很苦恼,最终不得不选择辞职从事家教工作。

其实作为医院,大量的工作是临床工作,需要的主要人员是做临床工作的医生和护士。从总体上来说,医院中需要从事以科研为主、精通外语的高学历人员数量应该说是不大的。所以,现在的医学教育体制应该进行反思。

医院需要的大量临床工作的人才完全可以通过有教学医院资质的大医院,对住院医生进行标准化培养来解决。记得我在医学院本科刚毕业时被分配在医学院附属医院内科。当时我们有6名同学分配到内科工作,但根据医院的传统人才培养体制,到第5年时其中只有1人会晋升任为总住院医师,到第6年担任总住院医师的才能晋升为主治医师。其余的5人将会根据工作需要调往其他医院去承担相应工作。可惜这种传统人才培养模式因"文化大革命"而终止。我想,医学院的附属医院如果能按照这种模式来为社会培养医疗护理实用人才,并按

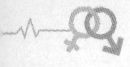
谁之错
——一位性病科医生的手记

照名牌医科大学的附属医院所培养出的人才往省级医院输送、省级医学院附属医院培养出的人才往县级医院输送，如此，有望在不长的时间内使我国整体的医疗护理服务水平有明显的提高，使老百姓能就近获得较高水平的医疗服务，避免病人都往北京、上海的大医院挤。现实却是，培养了一大堆博士、硕士，这些高学历的"优质资源"拼命往大医院挤，大医院则拼命地扩张，从500张床位的规模向1 000张床位扩张，现在又组织集团，床位向2 000张、3 000张发展，据说仍然满足不了民众日益增长的需求。问题出在哪里？值得深思和讨论。

（2）事业与爱情的冲突。

自古以来人们信奉的是"水往低处流，人往高处走"。当今的世界人们信息灵通，眼界开阔，所以形成人们的追求目标无上限。从上学时的追求名校及高学历，再到就业时追求社会认可的好职业，为了达到这样的人生目标都需要全身心投入、奋力拼搏。等到选择了职业，又需要在本职业的范围内步步升迁，当上科长了又朝着处长奔，初级技术职称往中高级职称跑。整天忙忙碌碌，无暇顾及谈情说爱，稍不留神，错过了结婚的最佳年龄，等到自己觉察到了的时候，合适的婚姻对象已被同龄人挑走，无奈被抛到了"大男""剩女"的行列，这样的经典事例确实不少。

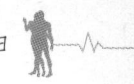

"大男"好说,因为男性求偶在年龄方面是向下看的,一般选择年龄比自己小的女性,选择的范围仍然比较大;"剩女"就不一样了,因为女性求偶在年龄方面是向上看的,一般选择比自己年龄大的男人,这样的"剪刀差"使剩女们要找到合适而且未婚的对象十分困难,有的不得不降低条件,寻找离异的或丧偶的男人为配偶,有的则不得不过独身的生活。

我国传统观念都把婚姻称为"终身大事",以提醒人们充分重视。而婚姻在年龄方面是很重要的,当事人和父母都要充分注意,把握时机,把事业和婚姻摆到恰当的位置。毕竟事业上辉煌的只是少数,对于绝大多数人来说,谋求一生幸福生活是最基本的追求,而幸福生活是离不开幸福的婚姻的。

(3)个人对择偶标准的定位失误。

"大男""剩女"的产生原因,也有因为个人对择偶标准的定位发生错误而造成的情况。人类个体从青春发育期开始,随着性器官的成熟,性激素水平的提高,人们对异性渐渐关注并发生兴趣。但是,处于青春期的少男、少女们生理和心理都不够成熟,性情容易冲动和激动,情绪不稳定,极易受环境的影响。在这一阶段容易发生"追星族"或"早恋"等情况,有一些还可能发生与性有关的精神方面的问题甚至疾病。曾经有一段时间,媒体上炒

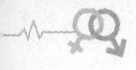

得沸沸扬扬的甘肃女孩迷恋着一位香港歌星,并坚持赴港求见,据说他的父亲没有办法说服女儿不切实际的要求,而不得不寻了短见,就是一例。

　　进入成年期,到了谈婚论嫁的年龄了,生理和心理都比较成熟了,对于自己的条件都有一个比较客观的评价,所以选择配偶时对于对方的条件,也会有一个大致对等的要求,一般来说不会因为基本条件相差太悬殊而失败。但是,也有因为择偶条件未能把握好而耽误了结婚最佳时机的。例如,我认识的一位某省属三甲医院的妇产科医生,年轻漂亮,业务能力很强,性格也开朗,曾经有很多条件不错的男士追求过她,但是她认为自己的条件不错,对择偶的要求高了一点,直到过了35岁,即将提升为副教授时尚未结了婚,最后只能降低条件,在别人的介绍下与一个学校的校医结了婚。还有一位内科护士,各方面的条件一般,但她提出的择偶条件却很高,甚至有些苛刻,除了年龄的要求外,尚需满足以下3个条件:① 大学毕业,② 苏南人,③ 个子要比她高一个头,结果有好几个条件不错的男士都因为不能完全满足上述3个条件而被拒绝,到头来她与一个能满足上述3个条件的某名牌大学毕业生结了婚,但是由于丈夫性情十分狭隘,两人成天吵架,最终不得不离婚。

　　年轻人选择配偶各人有各人的条件,但是千万不要

第二篇 对性的功能和价值认识的回归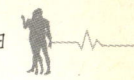

偏离了条件的主次。例如,那位护士,不以对方品行、性格为主要条件,反而以出生的地域、个子高矮为主要条件,确实是偏离了主次,以致最终导致离婚的结局。

(4)家庭的干预。

儿女的婚事对父母乃至整个家庭来说无疑是很重要的。长期以来,中国传统观念中婚姻遵循"父母之命,媒妁之言",几乎都是由父母包办的。新中国成立之后,《婚姻法》规定婚姻自由,废除婚姻包办制度,但时至今日,家庭,尤其是父母对子女婚姻仍然有很大的影响。有些影响是潜移默化的,如对待婚姻的态度,选择配偶的标准等;有些是具体的,如子女选择好对象后经过一段时间相处,认为已经达到领回家的时机,就会将对象带回家与父母见面,以便获得父母的认可。

父母想了解子女的婚事进展情况,这是很自然的,这不叫对子女婚事的干预。如果父母要将自己的看法、观点强加于子女,那就成为干预甚至干涉子女的婚姻自由了。曾经见到有大学毕业的女儿已经找到很好的对象,并已经准备结婚,母亲却坚持反对,致使耽误了这门婚事,最终女儿不得不过独身生活的事例。

父母对子女的婚事存在如下两种极端的情况。

一种是管得太严、太死,致使子女不敢自行做主,影响了子女对异性的交往,耽误了子女的婚姻,这时父母要牢记一句古话:"儿孙自有儿孙福,不把儿孙当马牛。"应该相信子女有能力办好自己的事情,鼓励子女与异性的正常交往。

另一种是撒手不管,放任自流。这种"矫枉过正"也不是正确的态度。因为当今社会情况太复杂,年轻人缺乏社会经验,太放纵难免会出现问题,甚至犯错误。要以恰当的方式与子女经常沟通,避免发生未婚同居甚至卖淫嫖娼等情况。

15. 性与文学和艺术作品

性是文学和艺术创作的源泉,从春秋时代的《诗经》直白地唱出"窈窕淑女,君子好逑",到现代的诗歌、散文、小说、戏剧文学,以及戏曲、电视连续剧,处处都洋溢着性的气息。从古到今,大量的文学和艺术作品,为人们提供了精神食粮,丰富了人们的精神生活。

当然,事物总是一分为二的。虽然大部分作品的格调是积极向上的,有益于人们心身健康,但是,在"一切向前(钱)看"的社会氛围中,也确实存在着格调低下、颓废、消极,甚至毒害心灵的黄色作品。

(1)爱情是文学和艺术创作的永恒题材。

以戏曲为例,《西厢记》作为杂剧的剧本,是元朝王实甫所作,但他取材却是唐朝的传记小说《莺莺传》。自他编写成五本二十一折的剧本《西厢记》,塑造了书生张君瑞、相国的女儿崔莺莺以及侍女红娘等人物性格鲜明、文词优美的爱情故事剧并广为流传外,到明清时期又被改编成许多戏曲和曲艺的版本并长唱不衰,现今成为许多地方戏的传统剧目。

长篇爱情叙事诗《孔雀东南飞》共有350余句,1 700多字。这篇以"孔雀东南飞,五里一徘徊"为开篇语的长诗,唱出了汉朝末年卢江小吏焦仲卿与他的爱妻刘兰芝之间的感人肺腑的悲情,至今传唱不衰。

曹雪芹的一本《红楼梦》,不仅使贾宝玉与林黛玉的爱情悲剧感动了一代又一代的人,而且造就了一代又一代的"红学家",他们的著作和论文难以计数。

近现代的文学和艺术作品,更离不开爱情和性的题材和词句。有的还能保留一点隐晦,有一点收敛;更多的已经达到了露骨的程度。有的电视连续剧,由于床上戏的镜头太多,已经使人视觉疲劳到厌恶的程度。

(2)关于裸体画和裸体照、衣着和时装的问题。

裸体画与裸体照,过去只能在特殊的场合出现,例如在艺术学院的相应课堂上,一般是不能在面向大众欣赏或阅读的画报或刊物中出现的。改革开放之后,随着思想观念的开放和"艺术欣赏水平的提高",这样的作品在

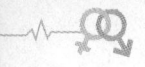
谁之错
——一位性病科医生的手记

大众媒体中逐渐多了起来。现在已经是见怪不怪了。

与此现象相关的是人们衣着暴露程度的迅速变化。在我国，衣着以"长裳马褂"为标准服装的时代，对自己的肌肤几乎是完全封闭的。即使到了孙中山领导辛亥革命成功之后，长裳马褂类衣服逐渐退出，代之新潮的中山装，也有别于西方人的西装，其主要特征是衣领仍将脖子紧紧围住，不让暴露出来。新中国成立以后，流行时间最长、穿着人数最多的解放装，基本上沿袭中山装的传统，仍将颈部捂得严严实实。现在衣着"解放"的速度之快是惊人的。首先是上衣领口水平降低，中央开口扩大，随后肌肤暴露的范围便向前胸向下，从胸锁关节水平到胸骨柄，再到所谓的"乳沟"，而且时尚的是"男的藏，女的露"，越是年轻女性越是喜欢暴露自己的美丽肌肤，胸部要达"事业线"，当然会包含乳房的内侧面，还要将腹部，包括肚脐的部分也设法露出来。她们把裤腰挂在两侧的髂骨上，刚能遮盖耻骨联合，上衣的下缘只能遮盖第十二肋骨的水平，从而将整个柔软的腹壁，包括肚脐完整地暴露在外；作为下装的裤子或裙子却又出奇得短，夏装时尚的"超短裙"和短裤，也仅仅只能遮盖着屁股而已。

人类自古以来纺纱织布，除了保暖御寒之外，重要的用途之一是遮蔽自己身体的隐私部分，这是人类文明程度进步的标志。当然，衣着和时装随着文明的进步和物

第二篇 对性的功能和价值认识的回归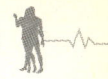

质生活的提高,应该体现五彩缤纷,体现出个性化。现在去谈长裳马褂、中山装、解放装,是不合时宜的。年轻女性想要多展示自己的美丽肌肤,也不是不可以。但是凡事都应该有个"度"。我国的传统习惯,夏天,即使酷热难耐,男人也得穿着上衣。在城市的街上行走,只穿背心而不穿带有袖子的上衣,就会被认为是不文明的行为;如果光着膀子,那就会被人讥笑,称为"膀爷"了。女人,尤其是年轻的女性,在公共活动场所穿着得实在令人侧目,要知道,将需要遮盖的隐私部位暴露出来并不代表素质高,相反会给人以不稳重甚至是轻浮的感觉;有时甚至会给"色狼"以错误的信号,自己从而可能招致不应有的伤害。

(3)远离黄色书刊和网吧。

人类与动物最显著的区别在于,人类能使用语言和文字。相声演员通过他们的精彩语言艺术能使听众捧腹大笑,得到精神上的享受。文学作品通过作家对故事人物、场景的刻画和故事情节的生动叙述能使读者随着作家的情感而产生喜、怒、哀、乐的感受,这就是使用语言和文字而创作出的文学和艺术的魅力。然而,格调低下的书刊,尤其是某些网络上传播的文字或图片的内容所涉及色情的情节,看了会对大脑产生强烈的性刺激,并常常会激起接受类似刺激的欲望,久而久之就会产生精神依赖,也就是人们所说的"成瘾"。我所接触到的性病患者中,有些病人是误入色情场所而干起卖淫或嫖娼的事情,从而传染上性病的;有些人则是因为好奇,看了黄色书刊或在网络上接触到关于性行为过程的详细刻画、描述和内心体验的黄色内容,为寻求类似刺激而主动到色情场所去"体验",从而传染上性病的。

黄、赌、毒之所以屡禁不止,涉足者屡教不改,其关键性的原因就是涉足者可以产生精神依赖,也就是会成瘾从而欲罢不能。预防黄赌毒的关键一条,就是人人要保持理性,拒绝接触,坚决远离。

16. 教育体系对社会性活动秩序的影响

教育是人类社会的特有现象,它是社会发展的动力和标志,影响着社会生活的方方面面。社会性生活秩序的维护是靠婚姻制度及有关道德和法律来实现的。社会教育的整体水平对婚姻制度的建立和实施肯定会产生重要的影响,个体受教育的水平对婚姻法律的遵守和性道德也会产生一些影响。

(1) 十几年前卖淫小姐的文化水平。

十几年前,在京郊地区治疗性病的卖淫小姐,多半是从农村来的,一般具有初中文化程度。她们接受过初中

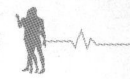

教育,与过去农村女孩得不到接受教育的机会,处于文盲状态的情况不同,她们知道外面有一个与他们所生长的农村环境完全不同的城市世界,日夜向往着去城市生活。她们识字,会说普通话,能与城市中生活的人进行交流,具备在城市中生活的基本条件。但是,她们不像男人那样有充沛的体力,能胜任出卖苦力的工作,又缺乏在城市中谋生的其他技能,在城市中就业处于劣势地位,她们只有青春年华的优势,这样的现状迫使她们走上了出卖肉体为生的路,成为卖淫小姐。

现在的情况不同了,随着经济的发展,就业门路的拓宽,加上劳动力输出地区各级政府加强了对所输出劳动力的职业培训,改变了10多年前的状态,被迫卖淫的社会教育因素已经大大减少了。

(2)教育体制对结婚年龄的影响。

在讨论当前"大男""剩女"增多的原因时,提到了教育体制对结婚年龄的影响。为追求高学历,人的一生中上学的时间太长,有可能耽误一部分高学历者,尤其是女性恋爱结婚的进程,从而使社会上"大男""剩女"增加。

其实,社会上对劳动者的需求是多方面、多层次的。在新中国成立之后的相当长时间内,中等专业的职业教育,如师范学校、医学专科学校等为社会培养了大量人才,尤其为农村输送了大量急需的小学教师和基层医务

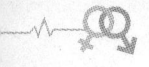

人员，对农村的教育和卫生行业作出了重要贡献。就我的家乡，浙江省衢州市来说，解放初就建立了衢州高级师范学校，招收初中毕业生，学制三年，毕业后分配到衢州市所属5县（衢县、龙游、江山、开花、常山）的城乡小学，成为各小学的骨干力量。

衢州市还有一所衢州卫生学校，也是招收初中毕业生，学制也是三年，培养护士、检验士和医士，护士和检验士分别分配到该地区所属各个医院工作，医士则分配到乡镇卫生院工作，也都成为各单位的骨干力量。他们大多安心在当地工作，在各自的岗位上作出贡献。随着教育体制的改变，这两所学校已经撤销，与其他专业技术学校合并升格为衢州市职业技术学院。近年来招收了一批初中毕业生，学制五年（3+2），学习期满后将他们培养成学历为大专的小学教师，被各乡镇小学录用，担任小学教师。他们毕业时年龄才20岁，月工资超过3 000元。他们走上工作岗位后不久就有条件恋爱，筹备结婚。这些人都能在最适合结婚生育的年龄完成人生最重要的角色转变。

《国家中长期教育改革和发展规划纲要（2010—2020年）》（简称《教育改革和规划纲要》），对教育的任务指出，"教育是开发人力资源的主要途径"，"努力培养造就数以亿计的高素质劳动者、数以千万计的专门人才和一

第二篇 对性的功能和价值认识的回归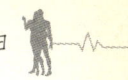

大批拔尖创新人才"。从中可以看出,培养目标绝大多数是高素质的劳动者。同时还提到要大力发展职业教育,认为发展职业教育是推动经济发展、促进就业、改善民生、解决"三农"问题的重要途径,是缓解劳动力供求结构矛盾的关键环节,必须摆在更加突出的位置。到2020年主要劳动年龄人口平均受教育年限为11.2年,其中受过高等教育的比例为20%。看来教育的结构要改变,职业教育要加强,大学盲目扩招要改变,一些不达标的"大学"要缩减了。

有一段时间人们普遍追求高学历,而高学历者就业形势并不乐观,博士、硕士学历者找不到合适工作的并不少见,至于本科生就业困难更为常见;相反,经过职业培训的实用型人才市场上供不应求。追求高学历,上学时间太长,对青年人来说,从婚育年龄的角度来看,似乎也是不合适的。今后随着《教育改革和规划纲要》的贯彻和落实,人们对学历要求的理性回归,这方面的问题将会得到妥善解决。

(3)受教育程度与性道德。

按照人们的一般理解,受教育时间长、学历高的人,法律意识和道德观念也应该比受教育时间短、学历低的人要强一些,但是实际情况却并不都是这样。据媒体报道,南京某大学的一个副教授因在网络上组织"换妻淫

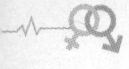
谁之错
——一位性病科医生的手记

乱活动"而受到法律制裁就是一例。社会生活中外表显得道貌岸然,骨子里却男盗女娼的也大有人在。大量被查出的贪官,绝大多数都与生活腐化有联系。如果说,在10年前的高级知识分子中进卖淫窝点中去嫖娼的案例比较少见,知识分子还比较顾及"面子"的话,那么时至今日,应邀到会场做主讲的、被认为属于"顶端"的学者因嫖娼而被公安抓获的案例已经见于媒体了。2010年9月16日上午7时,在江苏常州一个会场上,应邀来做主讲的上海权威专家离奇失踪,会务组不得不报警。警方通过该权威专家下榻宾馆的监控录像发现,前一天下午权威专家乘坐一辆出租车离开宾馆,结果办案民警查出,该权威专家因为涉嫌嫖娼被抓进了派出所,正在接受审讯。

从这些现象来看,当代强势人群(所谓强势人群指的是有权、有钱的人和在社会上有较高声望的人)的性道德记录参差不齐,有的行为甚至达到令人发指的程度。例如,河南某地一位"阳气已衰"的老年某"委员",为了"采阴补阳"而糟蹋了数十名未成年女孩。在法庭上,辩护律师竟认为,这位"委员"曾对女孩付过钱,只是一般的嫖娼行为。一个六十几岁的老人,凭借自己的地位和钱财,引诱数十名未成年女孩发生性关系,对她们造成终身难以抹去的心灵创伤,不知是不是因"付了钱"就会感

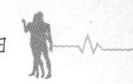

到心安理得,减轻惩罚?不管怎样,这样的行为在道德上是绝对应该受到严厉谴责的。

(4)关于性教育的问题。

根据有关调查,我国大学生对待婚前性行为逐渐持开放的态度,但是他(她)们的相关知识却大多来自网络和家庭,没有接受良好的性教育。对青少年的性教育问题,很多专家、学者都呼吁要加强,但是由于中国传统习惯的影响,未能得到很好的开展。对青少年的性教育不仅要传授有关性、性发育、性器官等生物学的知识,更要进行有关维护性行为、性生活社会秩序的法律即《婚姻法》的教育。遵守法律是每一个公民的义务。另外,人类与动物不同,应该有自己的尊严。性行为应该以感情为基础,任何出卖自己的肉体或以自己的强势地位,违背弱者的意愿,以任何形式或方式强行的性行为都是不道德的,是应该受到谴责的,违反法律的要受到法律的制裁。

17. 性与幸福

幸福是什么?每个人都有不同的理解。有的人以获得巨大财富为幸福,有的以事业上获得成就为幸福,有的人以个人享受为幸福,有的人以帮助别人为幸福。有的人

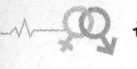
谁之错
——一位性病科医生的手记

说幸福是"鞋",穿上的感受只有自己知道;有的人认为幸福是可以量化的,从而创造了"幸福指数"来评价幸福。

笔者认为,幸福是人们对生活(包括物质生活和精神生活)感受的满意程度,也可以解释为生理上和心理上需求得到满足的程度。

因为对事物是否感到满足和满意是因人、因事、因场景不同而改变的,所以有人认为就像穿鞋一样,是否舒服只有自己知道。但是生理上和心理上的需求却是有共性的,所以人们可以把共性的问题进行量化,制订出相应的指标来进行评价。

(1)幸福的人生与难以启齿的"性"。

生活在当下的中国人是幸福的。我们远离了战火,社会稳定,不为温饱而担忧;人人都有接受义务教育的机会,并能得到医疗和养老的基本保障。生活在这样的国家中能满足人们生存的基本需求,具备了获得幸福生活的基础。

幸福人生是从出生时就开始的。父母从恋爱到婚姻,再到两性的结合,父亲的精子与母亲的卵子在母亲的输卵管中相遇,形成了受精卵,并在母亲的子宫中着床。受精卵吸取母亲的营养,经过母亲十月怀胎,终于发育成健康的胎儿。胎儿在母亲的肚子里蛮不讲理,对慈爱的母亲"拳打脚踢",但是母亲从不责怪肚子里宝宝的无理,反而喜上眉梢、乐滋滋的,内心充满幸福感。终于有一天的某时某刻,宝宝在母亲的肚子里待不住了,要求离开母体出来看看大千世界。于是搅得母亲阵阵疼痛,母亲临产了!接着爸爸、爷爷、奶奶,甚至还有外公、外婆全家出动,迅速将母亲送到医院产科病房,又由医护人员将母亲推进产房。临产前的阵痛让母亲撕心裂肺地喊叫着。经过产科医生的帮助,胎儿终于脱离了母体,一个新的生命诞生了。当躺在产床上的母亲听到婴儿第一声啼哭声时,她完全忘却了刚刚的阵痛,随之而来的感受是初当妈妈的无比幸福感。

在产房门口等候,迎接新生儿的,不仅有心情激动而忐忑不安的父亲,还有奶奶和爷爷,抑或还有外婆和外公,他们焦急地等待着。当护士将安卧在推车上的婴儿推出产房时,他们一拥而上,争先恐后地观看这个刚刚诞生的掌上明珠,并且迫不及待地追问是男孩还是女孩。要是男孩,则皆大欢喜;要是女孩嘛,可能有人会感到遗憾。但是不要紧,随着时间的推移,不论是男孩还是女孩,都会成为爸爸妈妈、爷爷奶奶、外公外婆的掌上明珠。男孩会成为这个家庭的小皇帝,女孩则会成为小公主,这个新诞生的生命从此就开始了幸福的人生。

小宝宝在妈妈的怀抱中幸福地度过了30天的新生儿期,1年的婴儿期,3年的幼儿期。从会笑、会爬到能

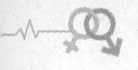
谁之错
——一位性病科医生的手记

坐，从牙牙学语到蹒跚学步，从摇头到点头，从招手示意到扬手"拜拜"，每一点进步和成长，都凝聚着父母和家人的心血，得到父母和家人的奖赏，也为父母和家人带来了欢乐。

过了3岁该上幼儿园了。许多幸福的小皇帝和小公主聚集在幼儿园，共同生活在一起，朝夕相处。他们会发现，有的小朋友是站着小便的，有的小朋友是蹲着小便的。幼儿园的老师有时会做出手势并发出指令：男孩站左边，女孩站右边！于是站着小便的小朋友站到了左边，蹲着小便的小朋友站到了右边。从此小朋友有了性别的认同：站着小便的小朋友认同"我是男孩"，蹲着小便的小朋友认同"我是女孩"；同时识别出爸爸、爷爷、外公是男的，妈妈、奶奶、外婆是女的，某某是男老师，某某是女老师，从此他们有了性别的概念。

对于幼儿园阶段的小朋友来说，世界上的一切事物都是新鲜的，好奇心使他们产生了无数的问题，而让爸爸、妈妈最头疼的问题是追究他(她)是从哪里来的。这个问题问得是那么天真，但却难倒了一批聪明的爸爸、妈妈。难以启齿啊！他们只有搪塞招架之功了。过去的父母会随便编一句说，你是石头缝里蹦出来的，或妈妈从某某地方抱回来的，或是编一个可以搪塞的另一类故事。现今的妈妈文化水平高了，回答这样的问题比过去高明

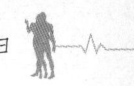

多了,但有时也招架不住聪明的宝宝。妈妈说:"你是妈妈的宝宝当然是妈妈生的了。"宝宝听不明白,问道:"妈妈生我之前我在哪里呢?"妈妈会说:"傻孩子,在妈妈的肚子里呢!"宝宝再问:"那我怎么从妈妈的肚子里跑出来的呢?"剖宫产的妈妈容易回答:"是大夫在妈妈的肚子上割个口,把你从妈妈的肚子里抱出来的。"但是,自然分娩的妈妈就不好回答了,因为那个出口是难以启齿的!

(2)家庭是幸福的源泉。

什么是幸福,不同的人有不同的理解。有医生说,看到经他治疗而痊愈的患者出院时是他感到最幸福的时刻;有慈善家说,当他把大笔的资产用来做慈善事业的时候感到最幸福;有志愿者说,当他帮助盲人过了马路的时候感受到了幸福;著名电视节目主持人、新闻评论员白岩松则说:"幸福不幸福跟鞋一样,自己知道。"

有一位人文学者说:"人生实际上是由两大部分构成的,一是生命,一是生活。生命是人生的存在面,生活是人生的感受面。生活是一个点,生命是一条流。"这样对人生的解释如果是正确的话,那么人生是否幸福一定指的是人们对生活的感受了,而且是某一个时点的感受,因此,这种对幸福的感受是随着时点的改变而改变的。

但是对于绝大多数人来说,对一个人幸福不幸福的判断和理解,不仅仅只有他本人的感受,别人——作为旁

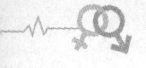
谁之错
——一位性病科医生的手记

观者,也会有一定的评价,而且这种评价往往将其与家庭生活联系在一起。但凡家庭和睦,夫妻感情良好,子女听话、孝顺,这样的家庭人们认为是幸福的家庭,处于这样家庭中的成员被认为是幸福的。例如,现在的独生子女以及病房中有亲人陪伴照料的老人,通常被认为是幸福的。

最近,报纸上介绍了著名电视节目主持人、资深新闻评论员白岩松的一本新书,书名是《幸福了吗》。白岩松说:"上一个10年,痛苦或快乐是大问题;这一个10年幸福成了大问题。"他认为,近十年来人们的物质得到越来越大的满足,然而幸福感却没有如约而至,反倒是抱怨、不安、焦虑,甚至暴力充斥在各个阶层的人群之中,这是白岩松个人的困惑,也是整个时代的困惑,所以就有了书名《幸福了吗》。白岩松承认自己也不是幸福的,工作上作为资深新闻评论员,面对似乎除了幸福什么都有的现状,他很难有幸福感,而生活上,自己也正大踏步地向着"宅男"的方向迈进,开始重新审视自己内心的需求。不过,他认为这就是进步,当社会开始讨论幸福,并把幸福写进目标,这便是时代进步的标志。白岩松觉察到当下人们最大的困惑"幸福了吗",同时,他也在思考为什么会出现这个困惑,并试图在新书中给出答案。"你不觉得现在中国人没有敬畏吗?"白岩松认为问题就出在物质飞

第二篇　对性的功能和价值认识的回归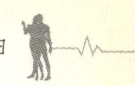

速发展的同时，人们失去了核心的信仰，没有信仰就没有敬畏，没有敬畏就没有底线，这个社会的底线在不断地被突破，所以才会有"不安全""焦虑""浮躁"的因素出现。

其实，从我作为一个老医生的视角看来，问题似乎没有那么严重。是否有幸福感是人们对当下生活的一种体验。我所接触到的多数老百姓，绝大多数对当前的生活还是比较满意的。他们的收入虽然不是很高，他们所拥有的物质并没有得到十分的满足，但是基本生活能够维持，与过去的生活对比起来，现在的情况好多了。尤其是与我年龄相近的老年人，他们都有一个稳定的家庭，家庭成员关系和谐，尤其是隔代亲，见到了第三代，也就是孙子、孙女，或外孙、外孙女，都会感到非常高兴。若不相信，你可以在将放学的时候，到就近小学门口去看看，那个时候，校门口往往挤满老人，都在等候着迎接孙辈放学回家。当校门开启，老人们接过孙辈的书包，牵着孙辈的手，朝着回家的路上走，祖孙两代人是那么的亲密，那么高兴，你能说他们不幸福吗？

还有一个场面可以去看看，那就是每天晨练时间的公园里。我每天早晨都要到海边——青岛市区的八大峡广场，沿着海边转几圈，每每看到三五成群的老人垂钓的垂钓，漫步的漫步，打球的打球，踢毽子的踢毽子，老头边走边聊新闻，老太边走边唠家常，你能说他们没有幸福

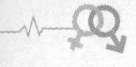

感？当然，他们并不是都没有烦心事，一家自有一家难念的经。

比如说，谁家家中还有下岗或没有就业的青年人，他们还属于"啃老族"，但是老人却说，那是暂时的现象，对子女该帮的还得帮，这是"周瑜和黄盖的关系"；比如说，谁家的老人病了，子女需要昼夜到医院去陪床，子女说："老人一辈子活得不容易，现在是我们尽孝心的时候了！"这些虽然是烦心的事情，但正是这些"烦心事"体现出家庭的和谐和幸福。

他们偶尔也发牢骚，表达对于物质方面的不满，那只是与那些社会强势人群比较起来，他们感到不平衡、不公平。当今的中国，远离了战争，社会稳定，虽然自然灾害不断，但是国家领导人在第一时间赶到现场，指挥抗灾，一方有难，八方支援；人们真切地感受到并享受着太平盛世，人们只要有平和的心态，而且对以"性"为基础的婚姻家庭方面守住了底线，幸福感自然就降临了！

18. 性与犯罪

（1）性是犯罪的主要驱动因子之一。

犯罪是违反社会秩序管理规定的行为，人的行为又是受心理支配的，人的欲望是否得到满足直接影响着人的心理和情绪。人和其他高级动物的基本欲望是食欲和

第二篇 对性的功能和价值认识的回归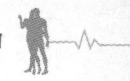

性欲。获得食物满足的食欲是维持生命延续的需要;寻找性对象,满足性欲的本能是繁衍后代、维持种族延续的需要。动物和原始人类的基本欲望仅此而已。但是人类社会随着生产力的发展和提高,社会财富的积累,物质和精神生活的内容不断丰富和改善,人类贪图享受而派生的欲望种类越来越多,欲望强度越来越大,以致私欲膨胀,达到欲壑难填的程度,包括名欲、利欲、权欲、色欲等等。这些欲望很难或永远达不到满足的程度,从而可能成为犯罪的驱动因子。其中,色欲是重要的犯罪驱动因子之一。

(2)性与社会重大犯罪。

社会重大犯罪案件,如故意杀人罪、抢劫罪、贪污罪、挪用公款罪、受贿罪等常与性有关。故意杀人罪常常由于情敌之间的矛盾而诱发,曾有"十杀九奸"之说,以至于在破案过程或影视作品中,遇到杀人案件时常常考虑有无情杀的可能。在职场上,贪污、挪用公款、受贿的职务犯罪者,近年来所披露出的重大案件,涉及的官员几乎都伴有生活作风的腐败,有的官员先有生活作风的腐化,包养多个情人,需要支付多个情人的高额消费,最终走上经济犯罪的道路。所以,官员对待性行为的态度是持慎重、严谨的,还是好色、放纵的,应该成为选拔、提升的条件之一。实际上,凡是好色、沉迷于色情的人当中,能选拔出对职务忠诚、对承担的工作很负责任的官员是很难想象的。

19. 性的愉悦功能不能无限制地放大

为了控制人口的迅速增长,也由于现代科学水平的提高,有关性的生殖功能已经退居到次要位置,而性的愉悦功能被推到了前面,成为人们性活动的主要追求。现今在报纸杂志上大量登载的推销春药的广告,从中就可见一斑。有些广告词对某些春药效力的描述,已经达到不堪入目的地步。人们追求在性活动中得到生理和心理的满足,这是人的基本欲望,是无可厚非的。但是应该有"度"、有节制,不能对性的愉悦功能无限制地夸大和放大,以至于沉迷于寻欢作乐。过分夸大或放大性的愉悦功能都可以引发性放纵的行为,沉迷于性乐,则易"玩物丧志"。适量的性活动有利于身心健康,性禁锢和性放纵对身心健康无益。

(1)性爱有度。

最近得到了一本青岛大学医学院皮肤性病教研室秦士德教授于2003年应邀到上海复旦大学《性健康讲座》讲学的讲稿,标题是《性爱有度》,文中对"性"和"性爱"有精辟分析和论述。现介绍该文的一些内容和观点,与

第二篇 对性的功能和价值认识的回归

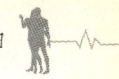

读者共享。

秦教授认为,人与动物的性欲是不同的。动物的性欲多伴有性器官的生理活动,并在心理上指向性伴。人的性欲与动物不同的是在生理、心理活动的基础上还要通过思维、语言、道德、法律等伦理活动(人文关系)与性伴恋爱,这就是性爱。因此,性爱在很大程度上是人类在性伴之间特有的互动关系。

从性科学的观点看,性爱涉及的是性生理、性心理、性伦理三位一体的"立体"问题。性爱以性心理活动为中心,其下有性生理(包括生化、病理)为基础;其上有性伦理(包括性道德、性法律)为钳制。研究任何有关性爱的问题,都不能不触动这个三维立体之网。一个人的性爱质量可以由多个谱系状态的不同程度来定位。这些"性谱"和"度"包括性别的倾慕度、性伴的执着度、性欲的强烈度、性理念的文明度、性智慧的羞耻度、性习俗的流行度、性感因素的整合度、性操作的风险度、性经历的深度、性权利的掌握度等等。

从性别倾慕度来讨论,人的性别倾慕度各有不同,大多数人倾慕异性,属于异性爱;少数是倾慕同性的同性爱者。从绝对的同性爱和异性爱之间,存在着一个"性谱",它以双性爱为中心,可以分为七个依序的性别倾慕度(按金西分类)。还有倾慕度不同的同异之间的双性爱者,其

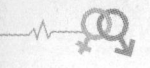

中偏向于同性爱者(相对同性爱)被推向同性爱的圈子；偏重于异性爱者(相对异性爱)被淹没在异性爱的人群中。

性伴执着度也叫专一度，即白头偕老，从一而终的，其另外一极即是"水性杨花"、见异思迁、喜新厌旧、随遇而安。介于二者之间尚有各种不同的执着度。

性欲的强烈度指个人追求泄欲的程度，烈度低的被称为圣人，烈度高的如色狼，大多数人介于二者之间。性欲偏重于生理，偏重于兽性；爱欲偏重于心理，偏重于理性。

性理念的文明度，理性和人欲是人性的两极。理性总要管制些什么，禁止些什么；而人欲总是要突破些什么，争取一些什么。性理念从属于理性，是管制"性欲横流"的"闸门"。它的封闭和开放就是性禁锢和性放纵，两个弊端都不可取。而位于这个"性谱"的中点的是性节制，其最佳状态是由性理念的文明度决定的。理性是一种人文智慧，包括科学、道德、法律、政治、宗教、艺术等等，它们追求的是真善美，随时代的发展而不断变化。而人欲是一种生存意图，它包括基本的性欲、食欲，由此派生的名欲、利欲、权欲等内容。它们追求的是生存繁衍，为高等动物和人类所固有的而经久难变。

在理性中，科学追求的是求真，关乎真理观，它要求

第二篇 对性的功能和价值认识的回归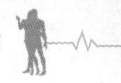

实事求是,它根据物质的进化而依序有物理、生理、心理、伦理、哲理五个层次,各个层次都有许多与性相关的问题。道德、法律、宗教等所追求的是善,关乎价值观。它要求趋利避害,它的阵容强大,是人类用来钳制性欲最厉害、最多样化的武器。艺术追求的是美,关乎审美观。综合了真与善,创造了不同形式的艺术品。其中,"性美"是极其重要的一支。

对于某个具体的性问题,由于每人的认识不同,他们对性理念的文明度也各不相同。在正确性理念开导之下,恰到好处的、有节制的性活动至少应做到"四不",即不传播性病、不多生劣生、不伤害身心、不扰乱社会。

性智慧的羞耻度在人性中有理性和私欲两极,在理性中又有智慧和愚昧两极。人们常按价值观把理性、智慧一方归属于真善美,把私欲、愚蠢一方归属于假恶丑。其实,任何两极都是一把"双刃剑",都是相对的、共存的、有条件的、可转变的。

在理性中或在性理念中,有关性的智慧和愚蠢也是如此,二者可用羞耻度来衡量。人们常把知羞耻当做智慧,能知耻、知止(自止、有度);把不知羞耻当做愚蠢,认为可耻、无耻(放纵、无度)。

从知耻到无耻之间的"度"总是依智慧的情况而多变的。以裸体为例,不知羞耻的婴儿是可爱的;不知羞耻

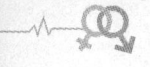

的大人是可厌恶的。区别就在于二者之间有无智慧。

在"理"与"欲"的争战中,性理念这个主战场又有3个分战场:高层次的是人与人之间的性伦理之战,如人伦与乱伦;中层次的是人与羞惭之间的心理之战如有隐私与揭私;基层的是人与勃起的生理之战,如裸体和穿衣。

性习俗的流行度智慧有时还与习俗相对立。智慧常具有创新性和发展性,较多地涉及真善美,而习俗具有保守性和滞后性,较多地涉及假恶丑。

性感因素的整合度是引发性倾慕、性兴趣、性好感的特点,如性别、年龄、相貌、体态、肤色、发型、气质、言谈、行为、衣着等等。有的人只要一个或几个特殊的因素就能引起强烈的性感,有的人则需要多个因素整合在一起才能产生"性"趣。可见,性感因素的整合度是因人而异的一种"欣赏水平"。

性感因素在一个人身上并不是持久不变的,它改变、减少、消失常使性伴的执着度减低,因而见异思迁。幸好有性伦理的钳制才使"蜂蝶"们较少地飞出墙外。

性操作的风险度。性操作是通过接近、接触、插入3个由较疏远到较密切的方式达到高潮的。它面临着怀孕、染病、伤害身心三大风险。

性经历的深度。每个人的一生都是一幅独特的画卷,决定于个体的内外环境。其中,性经历又各具独特的笔触。

第二篇 对性的功能和价值认识的回归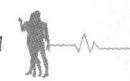

人的性经历依序按着生理、心理、伦理三个层次发展。胎儿在子宫里就会如有阴茎勃起、青春期后的遗精和月经、老年人的更年期和阳痿等等，都是性生理的经历；儿童朦胧的性兴趣、少年的青春恋和青年的恋爱则是性心理的经历；婚姻、情人、失偶等等则是性伦理的经历。这三层叠加在一起，随年龄的积淀，具有越来越深的性经历。

性权利的掌握度。趋利避害是生物的共性，但因环境资源有限引起个体争相占有，这就是生存竞争。到了高等动物进化为争权夺利；到了人类则有所谓的"天赋人权"——生来就有从呼吸权、生存权、劳动权、婚姻权、继代权(死亡权)等等，各种权利无穷无尽。在无数的权利中最根本的是生存权，其中基本的生存权有二，即"食权"和"色权"(性)的权利。

在商品社会里，任何一个"卖点"都可以与权钱相结合，权钱结合与美色交换是滥用性权利的重要形式。除了私奔者以外，有多少人在结婚前没有考虑过权和钱。"门当户对"往往是最重要的，有无情爱则次之。恩格斯认为：专偶的一夫一妻制只依经济条件为基础，与个人性爱绝对没有任何共同之处，而是以通奸和卖淫为"补充"，这是文明时代的特点。恩格斯当时还没有把情人、情夫、同居、单身、重婚、包二奶等列进去，否则他那个"补充"就更多了。

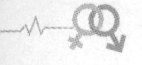

滥用性权利者所残害的是弱势人群,除了妇女以外,还有儿童、老人、残疾人等,媒体中不断有他们因受强暴、骚扰而致伤致死的报道。目无道德法纪的宣泄者们虎狼般地扑向"羔羊",作案后又企图杀人灭口、销尸灭迹,酿成危害社会的重大犯罪。

(2)文艺作品宣传的影响。

格调高的、积极向上的文学艺术作品,能给人们心灵以启迪,引导人们追求真善美,青少年能从中受益。格调低下的作品,尤其是大量叙述或描述性行为或宣扬性行为乐趣的作品,可能产生相反的后果。尤其是涉世不深的青少年,他们虽然体内性激素的水平已经达到让他生理上产生性冲动,但是心理上尚不成熟。他们还不具备辨别真善美与假恶丑的能力,然而却有很强的模仿能力。银幕、电视画面上过多的亲吻及床上戏镜头可能增强他们的性冲动,并试图仿效,从而诱发性罪错的发生。当前未成年人性罪错发生率的升高,少女怀孕生子现象多发,不能说与上述现象毫无关系。

(3)关于春药的问题。

自从春药"伟哥"问世以来,受到各方的吹捧。有人说由于它的问世引发了一场"裤裆里的革命",可见它的影响之大、之深。没有人统计过世界上有多少人在使用它,但是它在市场上的销售量,给药商们所创造的财富已

第二篇 对性的功能和价值认识的回归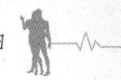

经充分地说明,它是多么的受人青睐。为此,我查了一下权威的药物书籍(陈新歉等主编,《新编药物学》,第16版,人民卫生出版社,2007出版),该书是这样叙述的:

西地那非(Sidenafil),又名万艾克·伟哥,属于硝酸酯类扩张血管性抗心肌缺血药,是在研究这类药物的过程中,发现西地那非具有良好的抗勃起障碍作用。口服吸收后主要在肝脏中代谢,代谢产物从粪便中排出的占80%,从尿中排出的占13%。老年人(65岁以上),该药的清除率降低,血药浓度比青年人(18~45岁)约高40%。重度肾损害及肝功能不全者本品清除率降低。

剂量:25~100毫克,老年人及服用HIV蛋白酶抑制剂者25毫克,成年人50毫克。

不良反应:可出现头痛、潮红、消化不良、鼻塞及视觉异常等。视觉异常为轻度和一过性,主要表现为视物色淡,光感增强或视物模糊。

注意事项:

1. 对本品过敏者禁忌。

2. 服用任何剂型硝酸酯类药物的患者,无论是规律服药还是间断服用,均为禁忌证。

3. 在已经具有心血管病危险因素存在时,用药后性活动有发生非致命性或致命性心脏事件的危险。在性活动开始时如出现心绞痛、头晕、恶心等症状,必须停止性

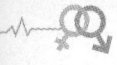

谁之错
——一位性病科医生的手记

活动。

4. 有少量勃起时间延长(超过4小时)和异常勃起(痛性勃起超过6小时)的报道。如持续勃起超过4小时,应立即就诊。如异常勃起得到即刻处理,阴茎组织可能受到损伤,并可能导致永久性勃起功能丧失。

5. 年龄65岁以上,肝功能损害,重度肾功能损害者初始剂量以25毫克为宜。

6. HIV蛋白酶抑制剂利梨托那韦(ritonavir)可能使西地那非血药浓度水平显著升高。服用该药的患者每48小时内本品剂量最多不能超过25毫克。

7. 细胞色素P450同工酶的强效抑制剂(如红霉素、酮康唑、伊曲康唑)及该酶非特异性抑制剂(如西咪替丁)与西地那非合用时可能导致西地那非血药浓度水平升高。

从以上的叙述看来,该药应该属于处方药,应该排除了禁忌证之后,并在医生的指导下服用才是安全的。

当前在各种媒体上做销售春药广告的很多,都说是从国外进口的,药效如何如何明显,吹得神乎其神,其实,只要稍加分析,就不难看出其中的破绽。凡是进口的药物能在市场上合法流通的,都要经过国家主管部门审批,并给予审批合格的批号。凡是在媒体上做药物合法广告的,都要经过当地有关卫生主管部门核准,并发给核准

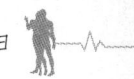

号。凡是没有审批文号的广告都不是合法的药物销售广告。近日有媒体报道,有些农贸市场的摊贩也在出售春药,人们要注意"是药三分毒",吃进去的东西拿不出来,服春药要谨慎从事。

人类的性活动与动物有区别,不仅是一方发泄性欲的行为,而是满足双方生理和心理的需要,要以性爱为基础,讲究和谐,这样才能达到双方都满足的效果。一方以服用春药的手段,来增强勃起的程度和延长勃起的时间,用来发泄非生理性的、人为增强的性欲,是一种纵欲的行为,服用时间长了,可能产生对春药的依赖性,当停用春药后,正常的勃起功能下降,甚至引发阳痿,反而造成精神上的痛苦,临床上曾经见过这样的病例。

20. 对性功能价值认识的回归

性的生物学功能是非常明确的,那就是生殖功能。性器官就是生殖器官。人类的生殖系统器官的结构和功能与人体的其他系统如运动、呼吸、循环、消化、泌尿等器官结构和功能一样,都是在漫长的进化过程中通过自然选择的优胜劣汰而形成的。器官结构和功能的一致性是生物界的普遍规律。人类凭借男人和女人(父亲和母亲)生殖器官进行交媾,孕育出新的生命,代代相传、繁衍生

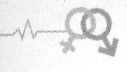
谁之错——一位性病科医生的手记

息,维持物种的延续,社会的进步和发展。

之所以要强调这一点,是要提醒人们不要忘记:人,作为人类的一分子,有责任繁衍后代,以维护作为"智人"这一物种延续的需要。不堪设想,如果年轻妇女像现在的某些时髦女郎一样,都去养宠物,而不愿生小宝宝;男青年都不愿承担抚养子女的责任,那么,人类还能存在多久?

但是,由于科学技术的进步,人类对生育可以进行人为的控制,也因为第二次世界大战结束之后世界人口的迅速增长,许多国家和地区为了控制人口增长而提倡节制生育,如我国的计划生育政策,我国台湾地区在20世纪60年代提倡的"家庭计划",因此性的生育功能在人们的意识中淡化了,随之性的愉悦功能在人们的意识中占了上风,成为人们对性活动的主要追求。

情况总是不断变化的。现在世界上许多地区,人口的出生率低于死亡率,人口出现负增长的态势,其中以俄罗斯为最明显,我国台湾地区也如此,都已开始启动鼓励生育的措施。据报道,台湾2009年比2008年少出生1万人,2010年又比2009年少出生2万人。出生人口持续减少引起社会重视,看来适量的人口是社会发展的需要,性的生育功能应该恢复其固有的价值。

当今之所以要强调这一点,还在于要提醒人们切切

第二篇 对性的功能和价值认识的回归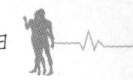

不要忘记：人，作为人类的一分子，是有责任生男育女，繁衍后代，以维护作为"智人"这一物种延续的需要的。

强调性的生育功能，也就是说，每一人都是父母所生的，都是父母爱情的结晶，都是独一无二的。强调这一点，即人的生命是不可以用诸如"克隆羊"或"克隆牛"那样的人工方法来制造的。每个人的生命都是至高无上的，都是令人敬畏的。要在全社会形成人人敬畏生命、人人珍惜生命的理念。对任何人的生命都应该持敬畏的态度，这样，就不会出现以飙车取乐而不把别人的生命当回事的情况；人人也要珍惜自己的生命，人的生命只有一次，爹妈生你养你不容易，不能因为一点小事就轻生。明白这一点，也许动不动就离家出走的少年会减少。

人的生命只有一次。人的出生，是人生的开始；人的成长需要父母的精心呵护和培育；家庭、社会的呵护和教育；每个人的成长过程离不开家庭和社会。认识这一点是很重要的，只有这样的认识，才能多一份感恩和责任，少一些功利和任性。至于人的一生将会怎么走、怎么度过，是受许多因素影响的，这就造成了人生的丰富多彩、各不相同，因而每个人都有一幅属于自己的人生画卷，有的顺利，有的坎坷。

总体来说，"人往高处走，水往低处流"。每个人都希望一生过得有意义，过得幸福美满。有人说，人们一般都希望把自己的人生向三个维度拓展,即长度、宽度和高度。人生的长度即寿命;宽度即活动的范围(包括事业和生活);高度即成就和贡献。毋庸置疑,要拓展自己的人生,要健康长寿,要事业有成、生活幸福,都需要从少年时期就努力。中国人有句老话,叫"少小不努力,老大徒伤悲"。

应该有抱负,有理想。青壮年时期要勤奋,从谋生到成家立业,再到事业有成,充分发挥自己的聪明才智,为社会作出自己的贡献,都需要人们奋力拼搏,都需要人们付出精力。如果在人生最珍贵、最美好的年龄段把精力都消磨在恋情上,迷恋获取"性乐",那么要想拓展人生恐怕就是一句空话了。当然,青年人应该拥有爱情,应该享受幸福美满的婚姻和性生活,这些同样是理想人生的一部分,而且是重要的组成部分。

要获取和享受这部分幸福的人生历程,同样需要积极向上的精神状态和诚实负责的生活态度,包括对性行为所持的态度,是负责任的还是放纵的。美国的一位学者在《道德的动物》一书中写道,社会科学家已经揭示,对待性态度的两极模型是圣母和妓女;好爸爸和浪荡鬼。一个青春期少女越是有吸引力,她就越有可能"成婚",同一个较高社会—经济地位的男子成婚;一个青春期少女在性上越是主动,她就越难以成婚,因为一个有经济实

第二篇 对性的功能和价值认识的回归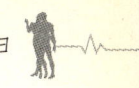

力的、地位高的男子通常有较广范围的、条件不错的女子可供挑选。所以他倾向于选择一个各方面都满意的女性,她的表现也相对地更为圣母化。

我国的学者认为,人们对性伴的执着度是各不同的,其两极是:执着专一、白头偕老、从一而终,或水性杨花、见异思迁、喜新厌旧、随遇而安。在两极之间存在着连续的不同执着程度的性谱。在我国,人们的观念普遍认为性爱是排他的。全国妇联曾做过问卷调查,回答最不能容忍的是什么问题时,绝大多数人的回答是配偶有外遇。

从社会学的角度来考虑,性是婚姻的生理学基础,婚姻是组织家庭的基础,家庭是社会的细胞。家庭和谐是人们幸福生活的最重要组成部分,也是构成社会和谐的基础。所以,性在婚姻家庭方面的功能和价值,也应该强调和关注。

病房中论幸福（后记）

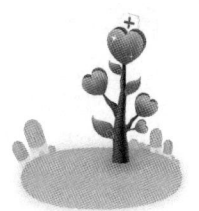

2010年9月24日，我因患急性支气管炎而在青岛市第九人民医院内科二病区住院治疗，住在同一病房的病友，多数是铁路退休老职工。我原是铁路医院的医生，与这些病友或他们的家人交谈起来有很多的共同话题，我们很快就谈得很投机了。谈论幸福的话题是从第4床戴清泉老先生的病情和治疗护理开始的。

戴老先生今年已经86岁高龄了，3个月前因大便带血而被检查出患有结肠癌。本次入院时已经很消瘦，可以说已经是"皮包骨头"，用医学术语来描述的话，那就是"恶病质"了。他紧闭双眼，静静地躺着。由于血管很细、很脆，进行静脉穿刺比较困难，护理人员正在全神贯注地在为他进行静脉输液操作。陪在戴老先生床边的有1男2女，显然都是戴老先生的亲人。经交谈得知，戴老先生新中国成立前就在青岛铁路机务段当火车司机，共有9个子女；4个儿子，5个女儿。进一步了解得知，戴老病房中论幸福（后记）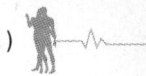

先生的结发妻子还健在。如今刚过了90岁生日，戴老先生与结发妻子已经度过了70周年，居然是"蓝宝石婚"，病房里的气氛立刻活跃起来，纷纷赞叹戴老先生的福气。是的，戴老先生身患绝症是不幸的，但是在这人生最后一程中，有如此多的子女亲人轮流陪伴在他的身边，无微不至地照料他，无疑他是幸福的，于是引发出谈论幸福的话题。

病室中共有6张床位，除了戴老先生住在靠窗的第4床外，还有住在第6床的，原在列车段工作而退休的厨师丁师傅，住在第2床的，原在铁路分局机关工务科工作的退休干部老徐，加上本人，年龄都在70岁以上，都已经度过了"银婚"或"金婚"。家庭生活都美满幸福。6床丁师傅性格开朗，谈吐诙谐幽默，回忆及谈论起当年在列车的餐车上遇到的一些趣事，常逗得人们开怀大笑。他只有一个独生子，现在也在列车段上班，孙女已经大学毕业，在一家装潢公司做平面设计工作。他说："现在虽然不富裕，但是钱够花就行；房子不豪华，够住就行；虽然有点病，但是有医疗保险，而且铁路上对自费部分还有报销，住院治疗也不成问题，还有什么心思呢？我感到很满足，晚上睡得很香。"2床老徐，青岛铁路分局退休的领工员，是个老先进，住院期间原单位现职领导还带着慰问品来医院看望他。

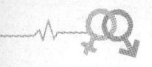
谁之错
——一位性病科医生的手记

他于1958年结婚,已经度过了"金婚",向着"钻石婚"迈进,有2男1女,子女的小家庭都非常幸福。老徐做胃镜检查那天,结发妻子及女儿、女婿都在旁边陪着。老伴身体健康,老夫妻俩经常开着玩笑。做完胃镜之后,已经工作的外孙女立即打来电话,邀请外公、外婆到她所在的单位去吃饭,还要为外婆买鞋。风趣的外婆则说:"你外公刚做完胃镜,还不能吃东西;人们都说鞋多心思多,所以我也不用你给买鞋了。"话虽这么说,但是老两口幸福之情已经明明白白地刻写在脸上了。后来1床又住进了一个老者,86岁,老伴84岁,婚姻已经持续了60多年,是"钻石婚"。老人是从青岛市国税局工作岗位上退休的高级经济师,现在陪伴他的是一个儿子和一个女婿。这样一来,病房中6张病床住着5个老人,有2个超过40年的"银婚",1个超过50年的"金婚",1个超过60年"钻石婚",1个已经70年的"蓝宝石婚"。他们现在虽然都患病住院治疗,但是他们都有老伴或子女送饭或陪伴,不感寂寞,享受着晚年的幸福。为什么?因为他们长期以来都经营着一个稳定而温馨的家庭,到了晚年才收获了这份宝贵的幸福。家庭,幸福的渊源。

2010年10月8日上午,我照例躺在病床输液治疗,陪伴在4床戴老先生身旁的是他的三儿子、二女儿及三女儿。他们小心翼翼地看护着老爸手背上的输液针管,不时地叫醒老爸,喂汤喂水,场面确实感人。快到中午时分,我的治疗结束下了病床,情不自禁地走到戴老先生的床边,面对老人说:"您很幸福,子女都围在您的身边,细心周到地照料着您。"老先生听后,居然张开眼睛,对着我微笑,并点点头,显然他的意识是清楚的。我还鼓励他多吃点东西,这样就可以少打点针,他也似乎有应答。这时有一个我未曾见过面的女人走来,戴老先生在场的三个子女给我介绍说,这是他们的二嫂。二嫂一进病房后立即参与护理公公的行列,一家人和睦的场景真实地呈现在人们的面前。

2010年10月9日上午8时,当我到达病房时,病友告诉我,戴老先生已经于夜间走完人生的最后一程,离开人间了。当晚值班的医生告诉我,戴老先生走时显得是那么安祥、那么庄严,给他送行的子女亲人有满满一屋子。戴老先生是幸福的。家庭,幸福的渊源!

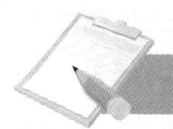

主要参考书目

徐文严主编．性传播疾病的临床管理［M］．北京：科学出版社，2001．

郭玉英，魏子孝，王国栋，等编著．性·性行为·性疾病［M］．北京：中国医药科技出版社，1994．

叶义言主编．中国儿童骨龄评分法［M］．北京：人民卫生出版社，2005．

王一方著．医学人文十五讲［M］．北京：北京大学出版社，2006．

庄孔韶主编．人类学概论［M］．北京：中国人民大学出版社，2006．

曹文彪著．科学与人文——关于两种文化的社会学比较研究［M］．上海：学林出版社，2008．

王一方著．医学是科学吗？医学人文对话录［M］．桂林：广西师范大学出版社，2008．

［美］罗伯特·赖特著．道德的动物——我们为什么如此［M］．陈蓉霞，曾凡林译．上海：上海科技出版社，2002．

杨大文主编．婚姻家庭法（第三版）[M]．北京：中国人民大学出版社，2006．

杨德森主编．行为医学[M]．长沙：湖南科学技术出版社，1998．

[美]苏珊·哈克（Susan Haack）著．理性地捍卫科学[M]．曾国屏，袁航等译．北京：中国人民大学出版社，2008．

李志伟著．北大百年：1898～2008[M]．北京：作家出版社，2008．

郑晓江著．学会生死[M]．郑州：中州古籍出版社，2007．

法律出版社法规中心编．中华人民共和国刑法配套规定（注释版）[M]．北京：法律出版社2009．

秦士德．性爱有度——在复旦大学《性健康教育讲座》演讲的讲稿[D]．上海：2003年11月．